D1987399

aktiv & fit GANZ NEBENBEI

mit TWO-in-ONE-Übungen

Mag. Dr. Susanne Altmann

maudrich

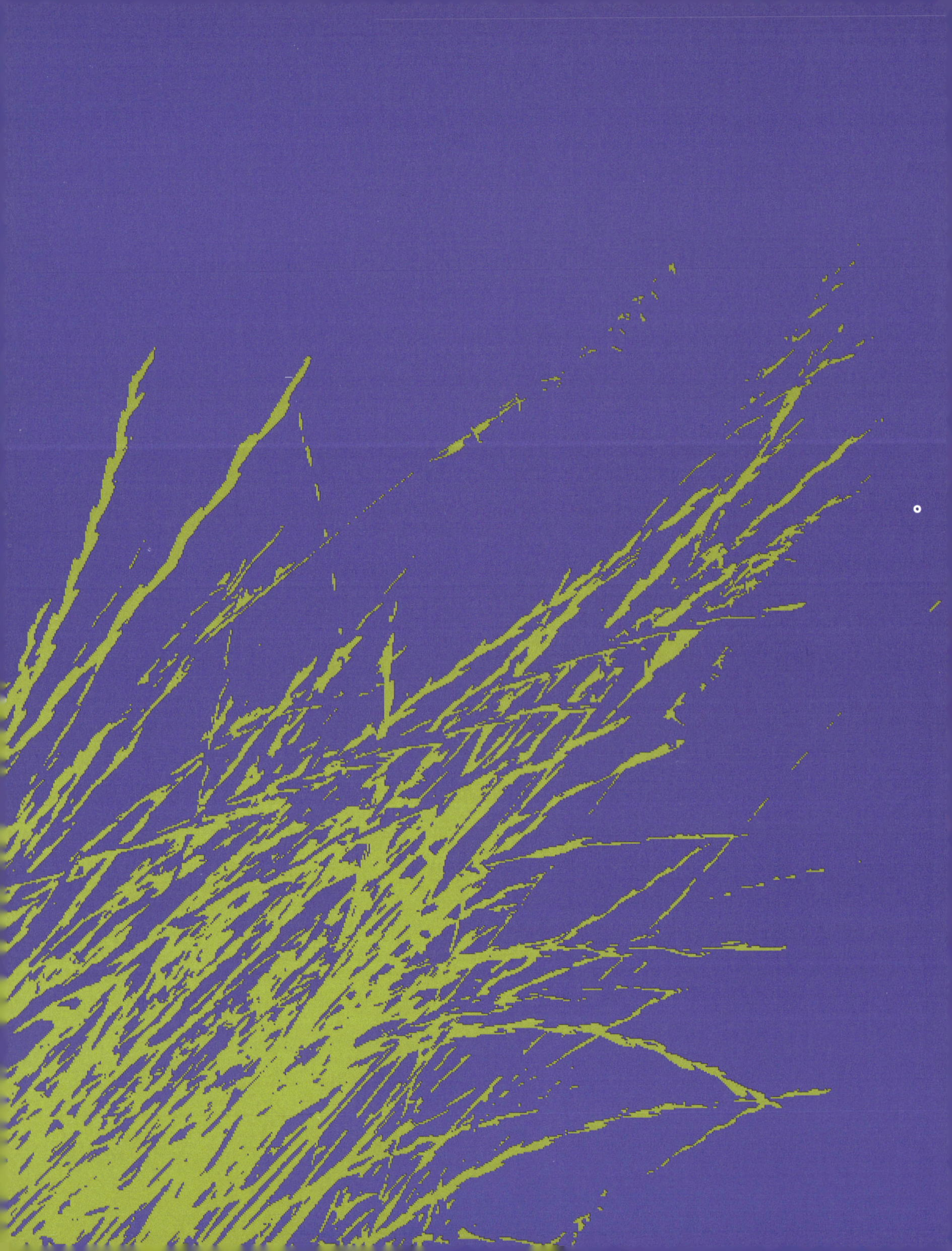

TWOONE

TWO-in-ONE-Übungen

Mag. Dr. Susanne Altmann

ist Soziologin (Schwerpunkt Medizin- und Gesundheitssoziologie) und Pflegewissenschafterin, unterrichtete an einer Sporthauptschule (Englisch, Leibesübung), arbeitete in der Pharmabranche und an der Medizinischen Universität Wien und ist seit 10 Jahren im alternativmedizinischen Bereich tätig.

Bibliografische Information der Deutschen Nationalbibliothek
Die Deutsche Nationalbibliothek verzeichnet diese Publikation in der Deutschen Nationalbibliografie; detaillierte bibliografische Daten sind im Internet über http://dnb.d-nb.de abrufbar.

Copyright © 2012 maudrich Verlag,
Eine Abteilung der Facultas Verlags- und Buchhandels AG, Wien, Austria
Alle Rechte, insbesondere das Recht der Vervielfältigung und der Verbreitung sowie der Übersetzung in fremde Sprachen sind vorbehalten.
Umschlaggestaltung, Typografie & Satz:
Hani Aghakhani
Illustrationen: Florian Spielauer
Umschlagfoto: © cunfek, istockphoto.com
Druck: Druckerei Berger, Horn, Austria
Printed in Austria
ISBN 978-3-85175-957-0

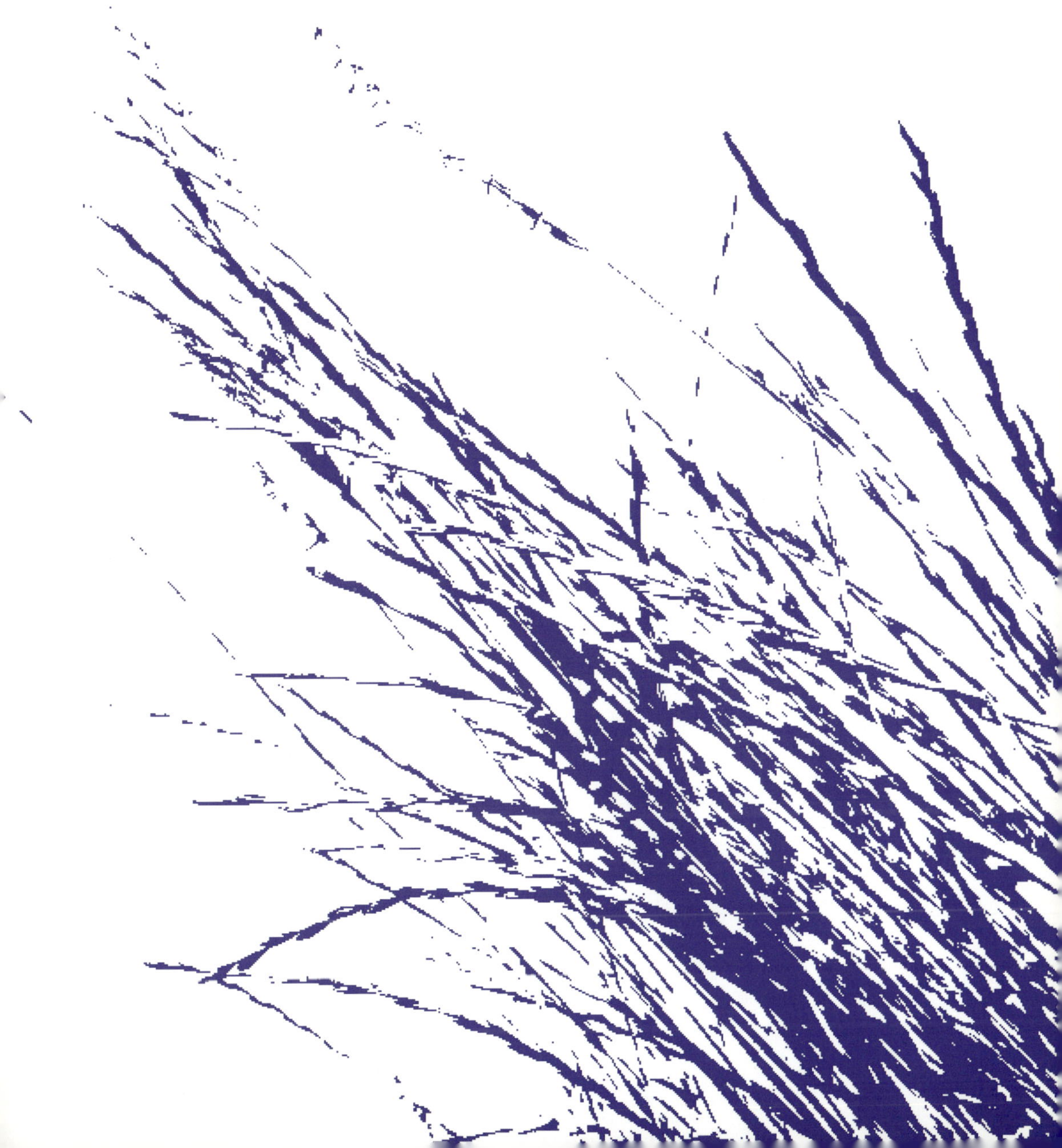

Werte LeserInnen!

Als Leiter der Sportordination Wien bin ich immer wieder mit Verletzungen und Überlastungsproblemen von Menschen konfrontiert, die nach längerer Sportpause (bedingt durch Karriere oder Familie) beschlossen haben, endlich mal wieder richtig zu trainieren – und damit innerhalb kürzester Zeit ihre Gelenke, Muskulatur und ihr Bindegewebe überlasten. Daraus resultiert dann oft der Schluss, dass Bewegung sowieso überbewertet ist, frei nach Winston Churchill: no sports – und alle guten Vorsätze sind für die nächsten Jahre dahin ...

Dabei wird aber vergessen, dass jemand, der regelmäßig Bewegung betreibt, **sich besser fühlt, länger gesund bleibt und besser aussieht. Wer regelmäßig Bewegung betreibt, verliert Übergewicht und senkt das Risiko für:** Bluthochdruck um 50 %, Herzinfarkt um 60 %, Zuckerkrankheit (Diabetes) um 50 %, Schlaganfall um 40 %, Krebserkrankungen um 50 %, Osteoporose um 80 %.

Bewegung ist – neben regelmäßigem Fasten – die einzig sichere Methode, mit der Sie Ihre Lebenserwartung signifikant steigern können. Bewegung hat allerdings den Vorteil, dass Sie essen dürfen, sich nicht kasteien müssen und dass sie sicher mehr Spaß macht als 2–3x in der Woche zu hungern.

Regelmäßige Bewegung bewirkt eine deutliche Zunahme oder Verbesserung von Muskelmasse, Knochendichte, Durchblutung, Energiemetabolismus, der kardiovaskulären Fitness und generellen funktionellen Kapazität und der Koordination.

Und wie die Autorin dieses tollen Bewegungsratgebers sehr schön dargestellt hat, bewirkt regelmäßige Bewegung auch eine verbesserte Gehirn-Aktivität und senkt das Risiko, an Demenz zu erkranken, ganz beträchtlich. Daher sollten auch ältere Menschen sich regelmäßig bewegen, denn das hilft Unabhängigkeit zu bewahren, führt zu einer verbesserten physischen Aktivität, Teilnahme an gewohnten Tätigkeiten des täglichen Lebens und einer deutlich verbesserten Lebensqualität! Das sind ganz wichtige

Geleit-wort

Faktoren, wenn man bedenkt, dass wir alle älter werden – und niemand von uns die letzten 30 Jahre seines Lebens pflegebedürftig im Altersheim verbringen, sondern als grauer Panther das Leben und die Pension genießen möchte. Aber all dies braucht ein gewisses Fundament – und je früher Sie damit beginnen, Ihrem Körper etwas Gutes zu tun, desto länger werden Sie sich im Alter auf ebendiesen verlassen können.

Was bedeutet nun regelmäßige Bewegung? Zumindest 3x die Woche für mindestens 30–40 Minuten Bewegung machen – mit einer Herzfrequenz von 90 Schlägen und darüber. Und wie das Wort regelmäßig schon sagt, sollte man Bewegung auch konsequent das ganze Jahr hindurch betreiben. Aber – und das wird von Frau Dr. Altmann sehr gut beschrieben – das Two-in-One-Programm können Sie problemlos über den Tag verteilen und ganz nebenbei erledigen. Sie werden sehen, Sie gewinnen an Lebensgefühl und -freude – und das ganz ohne Stress und ohne wesentlichen Aufwand!

Viel Spaß – und vor allem viel Erfolg mit einem neuen Lebenskonzept wünscht Ihnen

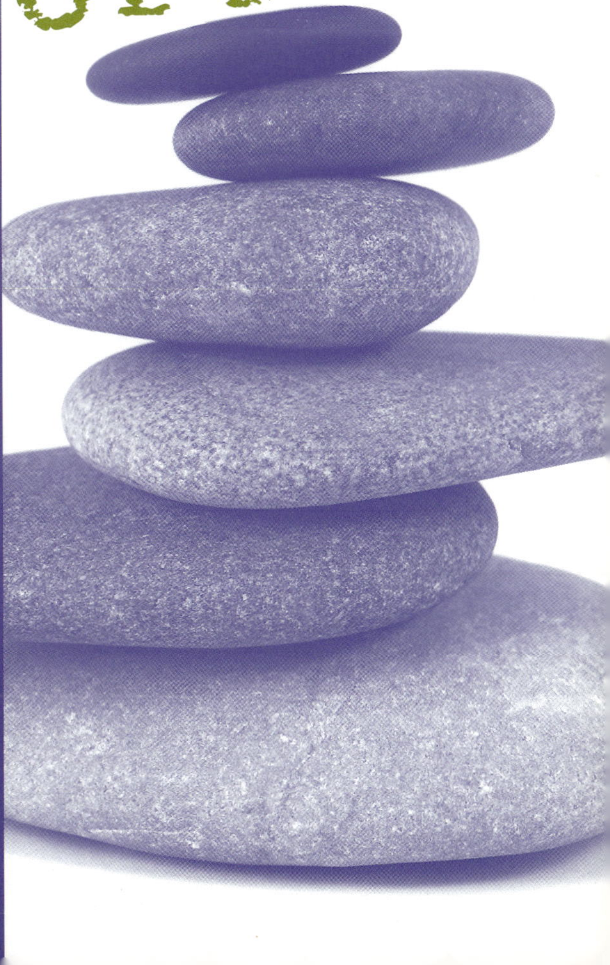

Ao. Univ.-Prof. Dr. Christian Gäbler
Leiter der Sportordination Wien
Medical Director Vienna City Marathon
Teamarzt Österr. Nationalteam American Football
Chief Medical Officer EURO 2008

Sehr lange schon hatte ich mich mit dem Gedanken getragen, einen Bewegungsratgeber für Frauen und Männer, für Alt und Jung, für Trainierte und Untrainierte und insbesondere für gestresste Menschen zu schreiben, um Ihnen ALLEN bewusst zu machen, wie einfach und effizient Bewegung in den Alltag integriert werden kann.

Sie werden überrascht sein, wie viele kleinere oder auch größere „Pausen" es im Ablauf eines normalen Arbeitstages gibt, die uns Möglichkeiten bieten, Bewegungen bzw. sogar kleine Trainingseinheiten einzubauen, um „ganz nebenbei" zu körperlicher Fitness zu gelangen und das physische und psychische Wohlbefinden zu verbessern.

Ich habe Übungen zusammengestellt, die beim Warten (z. B. auf öffentliche Verkehrsmittel) im Stehen und Sitzen, im Büro vor dem Schreibtisch sitzend, in der Schule, im Auto als BeifahrerIn, im Bett liegend oder beim Fernsehen, Lesen und Lernen, Kochen etc. quasi „nebenbei" ausgeführt werden können. Zudem sind sie einfach, leicht zu merken und obendrein äußerst effizient. Sie gehen also „bewegt" durch Ihren Tag, nutzen die eine oder andere Gelegenheit für Two-in-One-Übungen in Ihrer Alltagskleidung und kommen auf diese Art und Weise auf ein Bewegungstraining von ca. 20–30 min täglich. Mit den motivierenden Two-in-One-Übungen können Sie die von Ihnen beanspruchten Körperpartien deutlich sichtbar straffen und Ihre Figur bei regelmäßigem, aktivem Training in nur wenigen Wochen entscheidend verbessern und so zu einem völlig neuen Körpergefühl gelangen.

Revolutionär ist auch die Two-in-One-Gehtechnik, weil sie nicht nur leicht erlernbar ist, sondern auch IMMER, wirklich IMMER angewendet werden kann und niemandem

Vorwort

auffällt. Auffallend ist jedoch die großartige Wirkung auf Ihre Figur und Gesundheit. Bei der Two-in-One-Gehtechnik ist nämlich der Kalorienverbauch um über 40% höher als beim normalen Gehen und das bei gleicher Geschwindigkeit. Machen Sie sich schnell damit vertraut und Sie werden diese revolutionäre Methode zu gehen rasch automatisiert haben und immer wieder gerne einsetzen.

So hoffe ich, für viele stark belastete Menschen mit geringen Ressourcen für sportliche Aktivitäten, aber auch für Kinder und Jugendliche eine effektive und effiziente Lösung gefunden zu haben, die deren Bewegungsdefizite mit geringem Aufwand minimiert und deren Gesundheitszustand verbessert. Es ist ganz einfach, man muss es nur tun und vor allem tun wollen. Das Wichtigste ist die Freude an der Bewegung und am Training. So wünsche ich Ihnen viel Spaß mit den Two-in-One-Übungen, die Sie den ganzen Tag begleiten und deren Ausführung wahrscheinlich vielen in Ihrer unmittelbaren Umgebung gar nicht auffallen wird. Überzeugen Sie sich selbst von den großartigen Two-in-One-Übungen!

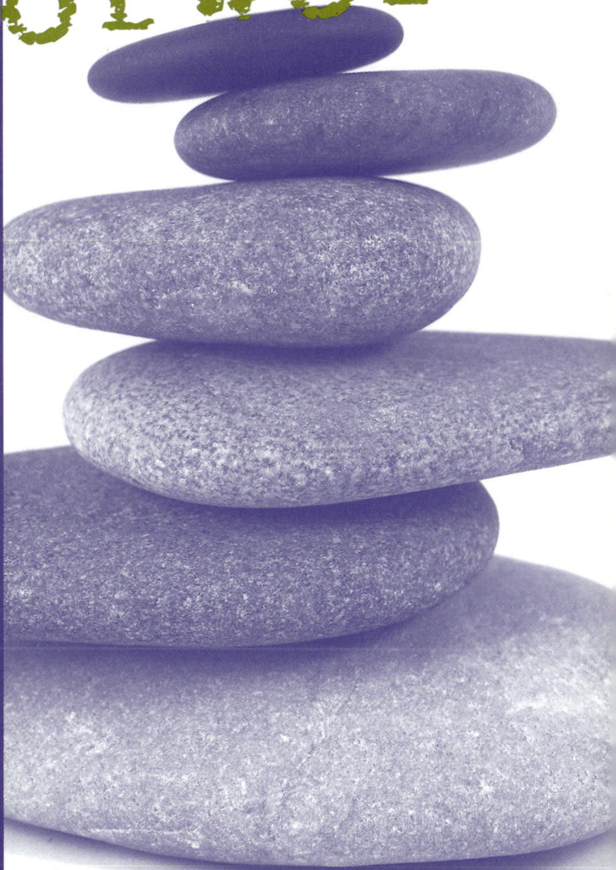

Ihre Susanne Altmann

Inhalt

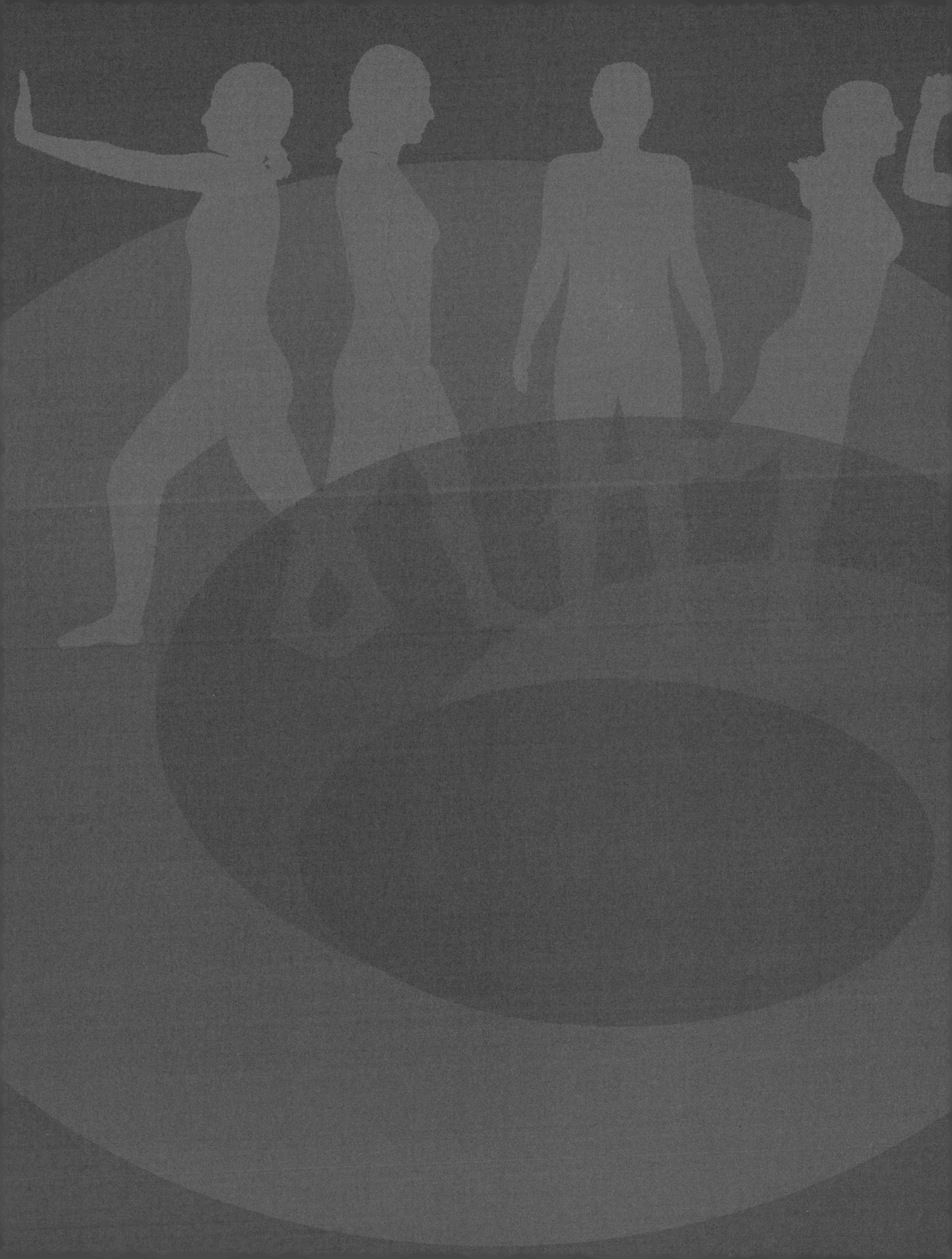

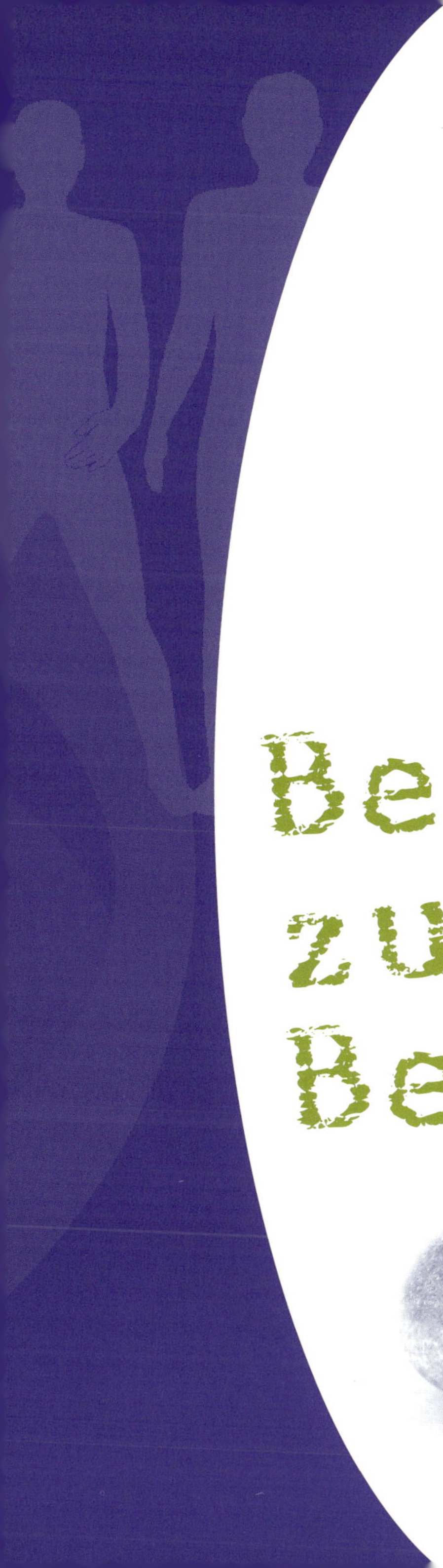

Bewegung zur Belebung!

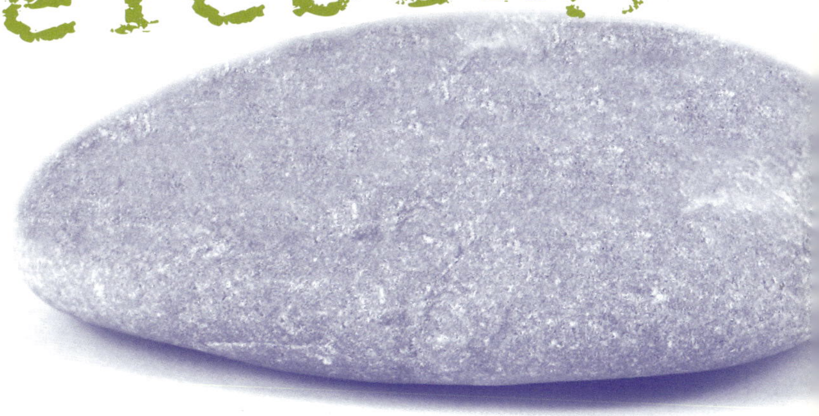

Gehören Sie auch zu den Menschen, die sagen, sie hätten keine Zeit für ein Training im Fitness-Center? Kann ich verstehen. Sie haben auch keine Zeit für Sport? Nehme ich zur Kenntnis. Aber sagen Sie bitte nicht, Sie hätten keine Zeit für Bewegung, denn das ist – pardon – nur eine schlechte Ausrede.

Ich werde Ihnen zeigen, wie Sie Bewegung, und zwar einfache Bewegungsabläufe ohne zusätzlichen Zeit- und Kostenaufwand in Ihren ausgefüllten Alltag integrieren können, und Sie davon überzeugen, dass Bewegung ein echtes „Wundermittel" ist.

Sie haben die Verantwortung für Ihren Körper, für Ihre Gesundheit! Und wenn Sie von Ihrem Körper erwarten, dass dieser bis ins hohe Alter funktioniert, müssen Sie sich – wohl oder übel – um ihn kümmern, sonst verkümmert er. Eigentlich eine Binsenweisheit und für Sie sicherlich nichts Neues. Als passionierte soziologische Beobachterin ist mir jedoch bewusst, dass es manchen Menschen derart schwer fällt, sich zu bewegen und bevor der erste Schritt unternommen werden sollte, erst der innere große Widerstand überwunden werden muss. Wenn man aber diese erste Hürde einmal geschafft hat, so hat man schon einmal die wertvolle Erfahrung gemacht, dass Bewegung nicht nur Spaß machen kann, sondern sich auch positiv auf den Körper und das Wohlbefinden auswirkt. Und das nächste Mal fällt es Ihnen bestimmt nicht mehr so schwer.

Bitte seien Sie sich dessen bewusst, dass ab dem 40. Lebensjahr der wenig erfreuliche Abbau der Knochenmasse beginnt und vor allem bei Frauen, zunehmend aber auch bei Männern werden immer häufiger Osteopenie als Vorstufe oder Osteoporose als Zivilisationskrankheit des 21. Jahrhunderts diagnostiziert. Diese Erkrankung kann durch ausdauernde, regelmäßige Bewegung verzögert oder sogar verhindert werden.

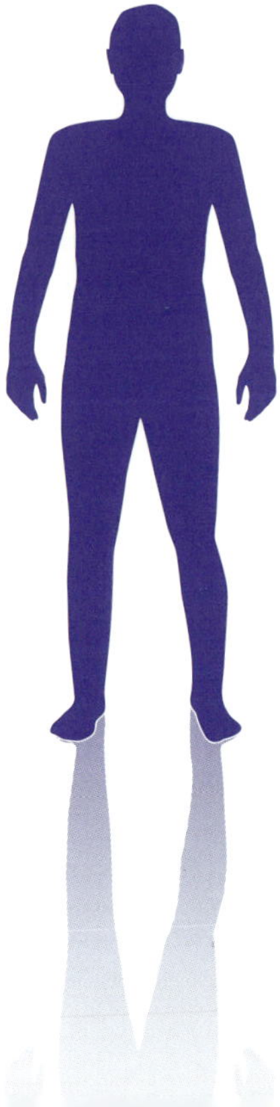

Der Bewegungsapparat des Menschen besteht aus Muskeln, Sehnen, Bändern, Knochen und Gelenken, und durch ihr Zusammenspiel wird Bewegung und die aufrechte Körperhaltung möglich. Muskeln passen sich aufgrund ihrer besseren Durchblutung rascher an Belastungen an als Sehnen, Bänder, Knorpel, Knochen und Gelenke und haben eine Stützfunktion für den Bewegungsapparat, insbesondere für Ihre Knie und Wirbelsäule. Und wenn Sie Ihre Muskeln trainieren, trainieren Sie zugleich auch Ihre grauen Zellen und kurbeln damit Ihr Nervensystem an, wodurch das Wachstum von Nervenzellen angeregt wird.

Die WHO (Weltgesundheitsorganisation) bestätigt, dass schon ein **tägliches Bewegungsprogramm von lediglich 30 Minuten**, das auch auf 3-mal 10 Minuten verteilt werden kann, ausreicht, um langfristig Ihren Gesundheitszustand zu verbessern. Es ist daher nicht die sportliche Höchstleistung verbunden mit Leistungsdruck und Belastungen, die einem hier abverlangt wird, sondern lediglich Bewegung. Das Motto lautet also nicht „Schneller, höher, stärker!" Denn wer seinem Körper zu viel zumutet, tut ihm bekanntlich nichts Gutes. Und jeder weiß, dass der menschliche Organismus Leistungsdruck auf Dauer nicht aushält.

Wenn Sie aber eine Kräftigung von Armen, Beinen, Bauch- und Gesäßmuskulatur anstreben, dann müssen Sie ein wenig trainieren. Dies mit einem Gewicht oder gegen einen Widerstand. – Sie fragen, woher die Gewichte nehmen? Das beste Gewicht für dieses Training haben Sie immer bei sich, nämlich Ihr eigenes Körpergewicht. Sie werden bei den Two-in-One-Übungen bemerken, wie schwer etwa Ihr Bein ist, wenn Sie es bewusst und langsam heben. Die Betonung liegt hier auf *langsam*! Und ohne Aktivierung Ihrer Bauchmuskulatur werden Sie Ihr Bein gar nicht in die Höhe bringen können. Überzeugen Sie sich doch gleich selbst davon!
Bewegung soll Spaß machen! Bewegung soll süchtig machen! Machen Sie einen großen Bogen um Lift und Rolltreppen, sondern bevorzugen Sie die Treppen, lassen Sie Ihr Auto stehen und gehen Sie kleine Strecken zu Fuß, telefonieren Sie im Stehen und schreiben Sie nicht immer Mails an Ihre MitarbeiterInnen, die lediglich ein paar Schritte entfernt von Ihnen sitzen. Kochen und bügeln Sie „bewegt" mit einfachen Two-in-One-Übungen und haben Sie Spaß daran. Können Sie sich vorstellen, auch während des Lesens körperlich aktiv zu sein? Kein Problem mit den einfachen Two-in-One-Übungen. Probieren Sie gleich

folgende Übung im Sitzen aus: Geben Sie das rechte Bein über das linke. Heben Sie ganz wenig das rechte Bein an, sodass es nicht mehr auf dem anderen aufliegt. Drücken Sie den linken Fuß leicht in den Boden und aktivieren Sie dabei die Bauchmuskulatur. Beinwechsel beim Umblättern!
Viele weitere Tipps für „bewegtes Lesen" finden sich in diesem Bewegungsratgeber und Sie werden staunen, wie einfach es ist, sich aktiv und fit ganz nebenbei zu halten.

Aus wissenschaftlichen Untersuchungen weiß man, dass regelmäßiges leichtes Training, also Bewegung, einen **positiven Einfluss auf Ihren Körper** hat und Sie sich über folgende positive Wirkungen freuen können:

- Stärkung und Kräftigung der Muskeln
- Stärkung des Herz-Kreislauf-Systems
- Verbesserung des Stoffwechsels (der Verdauung)
- Verbesserung der Sauerstoffversorgung
- Steigerung der Koordinations- und Reaktionsfähigkeit
- Verbesserung der Beweglichkeit und der Kondition
- Steigerung der Gedächtnisleistung und Konzentration
- Reduktion von Fettdepots
- Verringerung von Ein- und Durchschlafstörungen
- zur Vorbeugung von depressiven Verstimmungen
- Stimulierung der Knochenbildung zum Schutz vor Osteoporose
- Steigerung der Lebensqualität und des Wohlbefindens, also der körperlichen und psychischen Balance
- Verlangsamung des Alterungsprozesses

Es ist wissenschaftlich belegt, dass das **„Wundermittel" Bewegung**, das als eigenständiges Heilmittel zu verstehen ist, nicht nur präventive, sondern auch heilende Wirkung haben kann, wie dies bei einigen Zivilisationserkrankungen, wie Adipositas (Fettleibigkeit), Herz-Kreislauf-Erkrankungen, Diabetes, Asthma, chronischen Rückenschmerzen, Osteoporose und depressiven Verstimmungen festgestellt wurde. Sie kann ein Fortschreiten einer Krankheit verhindern, eine Besserung einleiten (bei chronischen Erkrankungen), indem sie die Körperfunktionen allgemein verbessert (sie wirkt daher ganzheitlich), hat keine Nebenwirkungen und kostet nichts.

Diese revolutionäre Erkenntnis, dass Bewegung auch hilft, Krankheiten zu bekämpfen und besiegen, wurde vor wenigen Jahren gewonnen und hält bereits in einigen Spitälern und im niedergelassenen Bereich Einzug. Sehr lange war bei den aufgezählten Diagnosen „körperliche Schonung“ die Therapie der ersten Wahl, wo heute moderates Training, dosierbar wie ein Medikament, als ein eigenständiges und vernünftiges Heilmittel anerkannt wird. Bewegung bedeutet also viel mehr als nur Kalorien verbrennen, Bewegung als Heilmittel – ein Paradigmenwechsel!

Aus diesem Grund sollte Bewegung bereits in der Kindheit thematisiert werden, um sich die Wertigkeit dieses „Wundermittels“ gegen etliche Zivilisationserkrankungen bewusst zu machen und gegenüber „lebenslangem Bewegen“ offen zu sein. Bewegung kann – wie ein Medikament – allerdings nur so lange helfen und einen therapeutischen Effekt haben, solange sie in Ihrem Leben, also im Tagesablauf auch regelmäßig und richtig zum Einsatz kommt. Sie werden daher sehr schnell einen konditionellen Abbau bemerken und über einen „Muskelkater“ klagen (Übersäuerung des Muskels), wenn Sie sich auch nur eine kurze Zeit hinweg zu wenig oder gar nicht bewegen. Bewusst wahrnehmen werden Sie diese raschen, unerfreulichen Abbauprozesse der Muskeln, wenn Sie aufgrund einer Verletzung für einige Zeit in Ihrer Beweglichkeit (stark) eingeschränkt sind. Dann wird Ihnen wahrscheinlich so richtig klar, dass Bewegung besser ist als Stillstand. Beginnen Sie daher mit dem Training im Kopf! Seien Sie mit Ihren Gedanken schon dort, wo Sie mit Ihrem Körper hin wollen. Trainieren Sie gedanklich und erfreuen Sie sich an der Bewegung und noch mehr an den Früchten, die Sie daraus ernten können – Gewichtsreduktion, eine bessere Verdauung, mehr Beweglichkeit im Körper sowie geistige Beweglichkeit.

Arbeiten Sie mit Zielen bzw. Absichten, um Ihrem Körper, jedoch vorrangig Ihrem Gehirn immer wieder bewusst zu machen, was Sie mit der Bewegung bezwecken wollen. Das schönste Ziel ist, Freude an der Bewegung zu haben, denn das inkludiert alles und lässt Ihre Physis und Psyche sich zu Ihrem Vorteil entwickeln.

Eines sollen Sie noch wissen, ehe Sie zu trainieren beginnen:

Für Bewegung ist es nie zu spät, aber fangen Sie damit früh genug an! Mein Anliegen wäre, auch Kinder und Jugendliche zu motivieren, da Bewegung essenziell für deren ganzheitliche Entwicklung ist. Bringen Sie mit den Two-in-One-Übungen Bewegung in den Tag. Bewegung zur Belebung!

Warum Two-In-One-Übungen?

Haben Sie schon mal den Namen „TWONE" gehört? Frau TWONE oder Herr TWONE? Vielleicht sogar Frau Dr. TWONE oder Herr Dr. TWONE? Nein, ganz falsch! „TWONE" ist ein Kunstname und besteht aus zwei Worten, nämlich aus „TWO" und „ONE". Diese beiden Zahlen TWO (zwei) und ONE (eins) vereint ergeben den Begriff „TWONE". Und welche Bedeutung hat dieser Name? Two-in-One heißt sprichwörtlich ausgedrückt: „Zwei Fliegen auf einen Schlag!"
Sie sitzen im Büro und bauen ein kleines Fitness-Training ein (**Office TWONE**). Sie warten auf ein öffentliches Verkehrsmittel und nützen die Zeit für ein wenig Bewegung (**Waiting TWONE**). Sie befinden sich auf einer langen Autofahrt und machen das Auto zum mobilen Fitness-Platz (**Auto-TWONES**). Hervorragend eignen sich die **TWONE-Übungen** auch während des Fernsehens (**TV TWONES**) und Lesens. Zudem aktivieren Sie bei einer Übung nicht nur einen einzigen Muskel, sondern mehrere Muskeln, mindestens zwei (TWONE), teilweise sogar fast den ganzen Körper, eigentlich MEGA-ONE oder MULTI-ONE!

Das Prinzip der „**TWONE-Übungen**" liegt darin, möglichst viel aus jeder Bewegung und auch aus Alltagshandlungen herauszuholen. Das gelingt ganz einfach dann, wenn man bei jeder Übung auf die Aktivierung möglichst vieler Muskelgruppen achtet. Bei den angeführten Übungen geht es zumeist um die Aktivierung der Bauch-, Gesäß- und Oberschenkelmuskulatur und darum, die Schultern nach hinten-unten zu ziehen. That's it! Wenn Sie nicht sicher sind, ob Ihre Muskulatur angespannt ist, dann machen Sie einfach die Kontrolle, indem Sie überprüfen, ob die gewünschte Muskelpartie härter und fester ist als in der neutralen, nicht angespannten Position. Ist sie das nicht, dann haben Sie nicht den vollständigen Trainingseffekt erreicht, was sehr schade wäre.

Bei regelmäßigem Training können Sie spätestens nach acht Wochen im Spiegel sehen, dass die TWONE-Übungen tatsächlich effektiv sind und sich Ihre Figur und auch Ihre Befindlichkeit verändert haben. Das Schöne daran ist, dass Sie sich einfach rundum wohler fühlen und Sie nicht mehr das schlechte Gewissen plagt, zu wenig Sport zu betreiben. Sie wissen, Sie tun dem Körper mit diesem Training etwas Gutes und er gibt Ihnen darauf eine positive Antwort.

Planen Sie also Bewegung in Ihren Tagesablauf ein, im Alltagsgewand, ohne Leistungsdenken, ohne extreme körperliche Belastung und ohne Druck, außer dem, den Sie sich selbst auferlegen. Wenn es Ihnen jedoch schwer fällt, den inneren Widerstand zu überwinden, dann hilft Ihnen vielleicht der folgende kleine mentale Trick.

Formulieren Sie noch vor dem Aufstehen eine Absicht für diesen Tag und den Nutzen, den Sie daraus ziehen.

Folgende Affirmationen sind dafür geeignet:

- Ich mache heute mit viel Freude die „**Energetic** TWONES“, um so gestärkt und selbstbewusst meinen Tag zu beginnen.
- Ich freue mich auf die „**Office** TWONES“, die mir helfen werden, mich bei der Arbeit besser konzentrieren zu können.
- Ich baue heute die „**Active** TWONES“ ein, die mich dabei unterstützen, mein Gewicht zu reduzieren.
- Beim Warten auf den Bus/den Zug/die Straßenbahn mache ich die „**Waiting** TWONES“, um meine Bauch-, Gesäß- und Oberschenkelmuskulatur zu trainieren.

Sie werden sehen, dass die „TWONE-**Übungen**“ einfach und leicht zu merken sind und sie von der Umgebung unbemerkt in der Öffentlichkeit ausgeübt werden können. Ja, Sie haben richtig gelesen! Viele der angeführten Übungen sind für die Umwelt gar nicht sichtbar. Das ist auch revolutionär an dieser Methode und hat daher einen zusätzlichen Reiz.

Und wenn Sie der Meinung sind, dass die TWONE-**Übungen** keinen evaluierbaren, messbaren Effekt auf Ihren Körper haben, dann kann ich Sie mit folgendem Tatsachenbericht vom Gegenteil überzeugen:

Als ich am Manuskript für dieses Buch arbeitete, durfte ich aufgrund einer akuten Blinddarmoperation 6–8 Wochen danach keinen Sport betreiben. Dass das Beschreiben von gymnastischen Übungen wesentlich leichter fällt, wenn man sie selbst aktiv macht, versteht sich von selbst. Unbeirrt übte ich daher die TWONE-**Übungen** aus und aktivierte somit täglich meine Arm-, Bein-, Bauch- und Gesäßmuskulatur, was sich positiv auf meinen Körper und mein Wohlbefinden auswirkte.

Vier Monate vor meiner Blinddarmoperation schrieb ich mich in einen Frauen-

Fitnessclub ein, bei dem ich etwa 2x/ Woche 30 min trainierte, um abends nach einem anstrengenden Arbeitstag meinen Körper noch etwas in Schwung zu bringen. Unglücklicherweise musste ich – auf Anraten meines Chirurgen – einige Zeit pausieren. Zwei Monate später setzte ich dieses Gerätetraining im Fitnessclub fort, ließ jedoch vorher noch ein Körper-Checkup machen, um zu erfahren, inwieweit sich mein Körpergewicht und Körperfettanteil verändert haben. Der Körperfettanteil sagt aus, wie hoch der Anteil des angelagerten Fettes – Struktur- oder Baufett und Depotfett – im Verhältnis zur Gesamtmasse des Körpers liegt. Ausschlaggebend ist das Fettverteilungsmuster für das Risiko, eine Herz-Kreislauf-Erkrankung als Folgeerscheinung des Übergewichts zu entwickeln. Fettdepots im Bauchraum und an den inneren Organen wirken sich besonders negativ auf die Gesundheit aus.

Sehr positiv überrascht war ich darüber, dass sich mein Körperfettanteil seit den letzten zwei Monaten um ca. 0,5 % reduziert, mein Körpergewicht jedoch um 1 kg erhöht hat. Damit möchte ich bewusst machen, dass auch mit diesen einfachen TWONE-**Übungen** eine großartige Wirkung auf den Körper und dessen Muskulatur erzielt werden kann.

Wenn Sie noch immer nicht ganz von den TWONE-**Übungen** überzeugt sein sollten, dann lesen Sie unbedingt noch das übernächste Kapitel über die TWONE-**Gehtechnik**, mit der Sie ganz einfach Kalorien verbrennen können.

Die bewegte Gesellschaft

Bewegung ist en vogue und fortschrittlich. Bewegung ist nicht peinlich, auch dann nicht, wenn sie im öffentlichen Raum ausgeführt wird.

Stellen Sie sich vor, Sie sitzen nach Büroschluss auf der Fahrt nach Hause in einem ziemlich vollen Autobus und mehr als die Hälfte der Fahrgäste telefoniert lautstark mit dem Handy. So erfahren Sie etwa, wie oft der kleine Kevin heute gewickelt werden musste, was der Freund zum neuen Kleid seiner Freundin gesagt hat, ob Frau Meier gestern wieder mit ihrem Freund gestritten hat oder ob der Hund der Nachbarin noch immer unter Durchfall leidet. Interessiert? Wäre da nicht besser, Sie befänden sich in einem Bus, in dem gerade heimlich, still und leise gymnastische Übungen, etwa die **Waiting** TWONES gemacht werden? Zugegeben, es ist vielleicht ein wenig gewöhnungsbedürftig, aber peinlich ist das keinesfalls und langfristig bringt es uns allen etwas. Und wenn Sie sich zu den genauen BeobachterInnen zählen, dann werden Sie auch sicher erkennen, welche Übungen Ihr Sitznachbar im Bus gerade macht. Übernehmen und Nachmachen ist in diesem Fall legitim. Tauschen Sie sich einfach gegenseitig aus und Sie werden erstaunt sein, wie beliebt dieses Thema „Bewegung" in der Gesellschaft ist und sein wird.

Bewegung muss noch mehr als ganz wesentlicher, unerlässlicher Faktor für die Gesundheit und das Wohlbefinden der Menschen gesehen werden und daher auch in Schulen und Büroräumlichkeiten, also während der Arbeitszeit akzeptiert und als zweckmäßig und gewinnbringend angesehen werden. Rauchpausen sind gestattet, und Bewegungspausen – wie stehen die GeschäftsführerInnen dazu? Rauchen schadet der Gesundheit, Bewegung fördert die Gesundheit und aktiviert Körper und Geist. Nun gut, Rauchen ist eine Krankheit und kann krank machen (Lungenkrebs, Kehlkopfkrebs, Raucherbein etc.). Bewegung hat jedoch einen therapeutischen Effekt und eine positive Wirkung auf das Herz-Kreislauf-System, auf den gesamten Bewegungsapparat und den Verdauungstrakt, aber auch ganz allgemein auf das Immunsystem. Bewegung ist als eigenständiges Heilmittel zu verstehen, das als solches auch sehr gut individuell dosierbar ist und keine Nebenwirkungen hat.
Aber Achtung, eines kann Bewegung schon – es kann süchtig machen! Nur dieses Suchtverhalten (sofern es im Rahmen bleibt) ist medizinisch unbedenklich. Aufgeschlossen für Bewegungspausen im Büro?

Liebe LehrerInnen und SchülerInnen! Wie wäre es mit Bewegungs- und Entspannungspausen in der Schule während des Unterrichts? – Kurze Bewegungseinheiten fördern die Konzentration, reduzieren Ängste und Nervosität, heben die Stimmung, helfen beim Stressabbau, verbessern die Lern- und Arbeitsatmosphäre, verringern die Gewaltbereitschaft, vertreiben Müdigkeit und bringen frische Energien. Regelmäßige körperliche Bewegung kann sich positiv auf schulische Leistungen auswirken und dient der Gesundheitsförderung und Identitätsbildung im Kindes- und Jugendalter. In diesem Ratgeber finden sich einige Bewegungsmöglichkeiten für das Schulleben, um im Gegenstand ‚Bewegung und Sport' sowie in anderen Unterrichtsfächern Bewegung für Körper, Geist und Seele zu ermöglichen. Die

Office TWONES, die **Office** TWONES Special, die **3 x 7** TWONES, aber auch die **Fernseh- und Waiting** TWONES im Stehen und Sitzen lassen sich leicht und ohne Vorkenntnisse in den Schulalltag integrieren und werden dann zu den sogenannten **Schul- und Lern-**TWONES. Als Gesundheitssoziologin mit pädagogischem Background (Lehrtätigkeit an einer Sporthauptschule: Englisch, Sport) und im Sinne der Nachhaltigkeit wäre es mir ein großes Anliegen, Kindern und Jugendlichen sport- und bewegungsbezogene Fähigkeiten und Fertigkeiten nicht nur in der Schule zu vermitteln, sondern sie darüber hinaus auch außerhalb und nach der Schulzeit zu mehr Bewegung und körperlicher Aktivität zu motivieren. Leider wird der Nutzen von körperlicher Bewegung für einen gesunden und schönen Körper von den Heranwachsenden noch nicht (vollständig) erkannt und hat daher wenig bis keine Bedeutung für sie. Gesundheit wird von ihnen als selbstverständlich und gegeben gesehen. Gewinnen für Bewegung und Sport kann man junge Menschen nur dann, wenn das Prinzip der Lust und Freude im Vordergrund steht. Wenn den Lehrkräften dies gelingt und regelmäßig kurze Bewegungssequenzen in die Unterrichtseinheiten eingebaut werden, können sich – durch das Einbeziehen des gesamten Körpers in den Prozess der Wissensverarbeitung – die Lernergebnisse und schulischen Leistungen deutlich verbessern. Aus diesem Grund bietet die Schule als Organisation eine wertvolle Basis zur Schaffung und Förderung einer guten physischen und psychischen Gesundheit. Tragen Sie, sehr geehrte LehrerInnen, dazu bei, den Schulalltag für Sie und Ihre SchülerInnen bewegter und motivierender zu gestalten und leisten Sie dadurch einen wertvollen Beitrag zur schulischen Gesundheitsförderung!

Ich möchte mit dem Buch „aktiv & fit ganz nebenbei mit Two-in-One-Übungen“ demonstrieren und bewusst machen, dass es modern und fortschrittlich ist, sich im Büro, in der Schule, beim Warten auf öffentliche Verkehrsmittel oder in öffentlichen Verkehrsmitteln, d. h. im öffentlichen Raum in der Alltagskleidung zu bewegen bzw. kleine gymnastische Bewegungseinheiten einzubauen, um so die gesamte Gesellschaft zu mobilisieren. Die bewegte Gesellschaft, die Gesellschaft in Bewegung!

Übrigens, erinnern Sie sich noch, wie „uncool“ es noch vor wenigen Jahren war, mit einem Fahrradhelm in der Stadt, aber auch auf dem Land Rad zu fahren? Es wurde als lächerlich angesehen und nicht selten erntete man als Helmträger schiefe Blicke. Heutzutage erweckt man einen „uncoolen“ und unsportlichen Eindruck, wenn man keinen Helm trägt. In Anbetracht der ernüchternden Tatsache, dass die Zahl der Fahrradunfälle steigt, gehört dieses Accessoire für immer mehr Menschen zur Standard-Fahrradausrüstung. Dasselbe gilt auch für das Tragen eines Helmes beim Skifahren. So wurde sogar die Helmpflicht für Kinder bis zum 15. Lebensjahr in einzelnen Bundesländern im Jahr 2009 beschlossen. Aber auch Erwachsene haben sich überzeugen lassen, wie wichtig das Tragen eines Helmes ist, mit dem 85% aller Schädel- und Gehirnverletzungen verhindert oder gemindert werden können. Sie tragen ihn zum Schutz bzw. präventiv.

Sehen Sie Bewegung auch als Prävention und verschwenden Sie keinen Gedanken darauf, dass man Sie eventuell belächeln könnte. Denken Sie jedoch täglich daran, mindestens ein paar TWONE-Übungen zu machen, und Sie werden in Kürze diese Bewegungen routiniert und vor allem automatisiert durchführen. So vielleicht auch die TWONE-Gehtechnik, die ich Ihnen im nächsten Kapitel als erstes vorstellen werde. Einfach, effizient und effektiv!

TWONE-Übungen

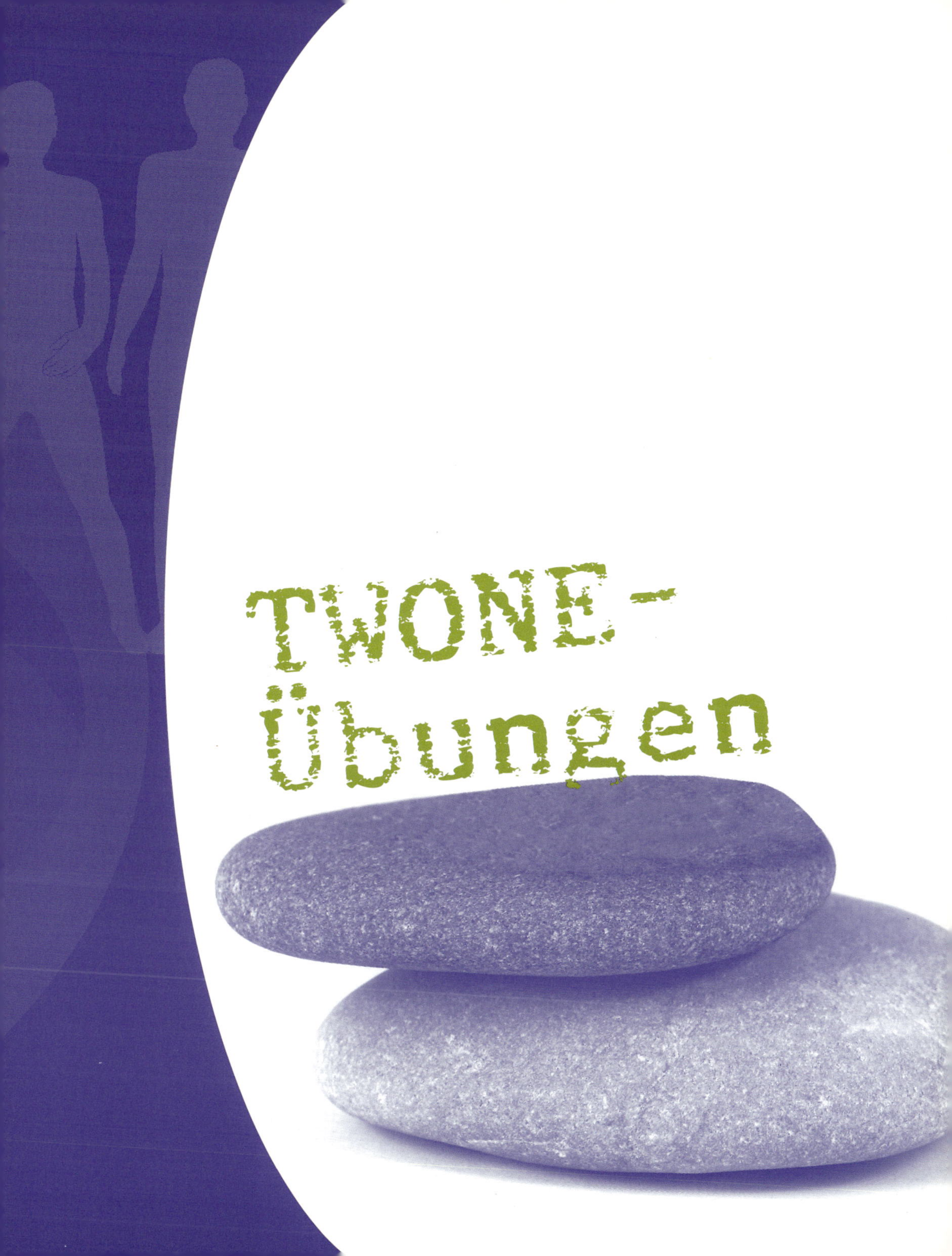

Die TWONE-Gehtechnik – Eine Revolution!

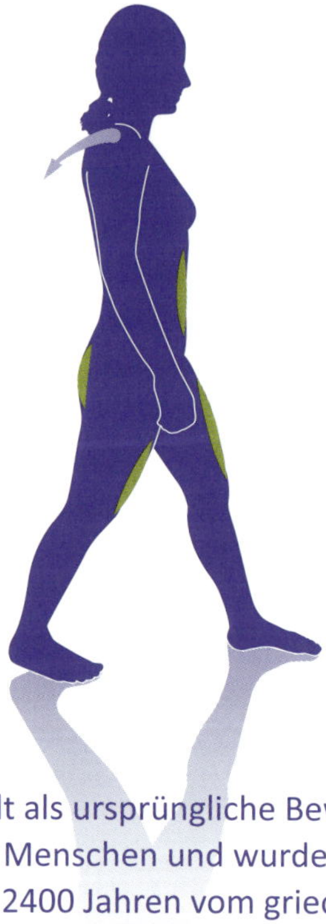

Gehen gilt als ursprüngliche Bewegungsform des Menschen und wurde bereits vor etwa 2400 Jahren vom griechischen Arzt Hippokrates als die beste Medizin anerkannt.

Beim Gehen mit der TWONE-Gehtechnik („Going TWONE") holen Sie – gemäß dem Prinzip von TWONE – noch mehr aus der Bewegung, in dem Fall aus dem Gehen heraus. Sie fragen, wie das geht? Es ist ganz einfach und braucht nur ein wenig Übung.

Bei dieser Methode zu gehen werden die Bauch-, Gesäß- und Oberschenkelmuskulatur angespannt und die Schultern nach hinten-unten gezogen. Zusätzlich kann auch die Beckenbodenmuskulatur aktiviert werden (fast ein Muss für Frauen), was besonders leicht fällt, wenn die Bauchmuskulatur gut angespannt ist. Das ist es auch! Und jetzt gehen Sie in dieser angespannten Position ganz locker spazieren! Locker können Sie allerdings nur dann sein, wenn Sie sich trotz der Anspannung nicht verkrampfen und auf eine regelmäßige Atmung achten. Wichtig ist außerdem, dass Sie zwischendurch locker lassen und „normal", sprich konventionell gehen.

Üben Sie das Zusammenspiel von Muskulatur und Bewegung und lernen Sie so bewusst Ihren Körper kennen. Diese Gehtechnik ist besonders für Frauen mit Gebärmuttersenkung und Inkontinenz (Stress- oder Mischinkontinenz) sehr empfehlenswert und kann natürlich auch im Sitzen, Liegen oder Stehen angewendet werden. Einfach Bauch- und Beckenbodenmuskeln anspannen, kurz in dieser Position verharren und wieder locker lassen. Bitte beachten Sie, dass hierbei auch das Lockerlassen sehr wichtig ist, um nicht die Muskulatur zu verkrampfen.

Wenn es Ihnen anfänglich schwer fällt, Bauch, Beine und Gesäß anzuspannen, dann gehen Sie vorerst nur mit angespannten Bauch- und Beckenbodenmuskeln. Versuchen Sie nun auch mit dieser Gehtechnik Stiegen hinauf- und hinabzusteigen. Alles nur eine Sache des Trainings.

Ziel der **TWONE-Gehtechnik** ist nicht, sich *schneller*, sondern *aktiver* fortzubewegen. Es zählen hier Individualität, Gesundheit, Fitness und Training – Training für das große Training oder/und für Ihre Lieblingssportart. Zudem kann das Gehen mit der **TWONE-Technik** den Kalorienverbrauch erheblich erhöhen. Im Vergleich zum normalen, konventionellen Gehen verbrennen Sie mit dieser scheinbar geringen Veränderung über 40% mehr Kalorien, und das bei gleicher Geschwindigkeit. Wenn Sie diese Technik im Gehen beherrschen, dann sollten Sie versuchen, diese gleich im Laufen anzuwenden (**Running TWONE**) und damit den Kalorienverbrauch wesentlich zu erhöhen.

Aber machen Sie sich bitte keinen Druck, kilometerweit **Going TWONE** betreiben zu müssen. Wenn Sie es schaffen, 1–2 km täglich auf diese Art und Weise zu gehen, dann kann man Ihnen dazu herzlich gratulieren. Dann gehören Sie nämlich zu denjenigen, die sich überdurchschnittlich viel bewegen. Sie sollten nämlich wissen, dass der zivilisierte Mensch heute lediglich durchschnittlich eine Strecke von 400–700 Metern täglich geht, während ein Erwachsener vor 100 Jahren noch an die 20 km pro Tag zu Fuß zurückgelegt hat. Diese physische Mobilität von unter einem Kilometer ist dann nicht mehr verwunderlich, wenn man bedenkt, wie viele Menschen mit dem Auto zum Arbeitsplatz fahren und nur wenige Schritte vom Parkplatz ins Bürogebäude gehen und häufig Rolltreppen und Fahrstühle bevorzugen. Auch die Fernbedienung des Fernsehers zwingt uns nicht zum Aufstehen und Umschalten auf einen anderen Sender, und Lichtschalter reagieren sogar auf akustische Reize, wie auf das Klatschen. Keine Angst, ich bin kein Feind der technischen Erleichterungen, möchte Sie nur ein wenig zum Nachdenken anregen und gleichzeitig dazu einladen und ermuntern, bewusster an körperliche Bewegung bzw. Bewegungsmöglichkeiten im Alltag zu denken.

Die **TWONE-Gehtechnik** kann überall angewendet werden, ob zuhause, im Büro, auf dem Weg zum Büro oder in Ihrer Freizeit. Machen Sie es dann, wenn

Sie Lust und Laune haben. Sie werden sehen, dieses Gehtraining wird für Sie sehr bald so selbstverständlich wie das tägliche Zähneputzen sein, mit dem einzigen Unterschied, dass man es Ihnen nicht ad hoc anmerkt!

Sie werden in vielerlei Hinsicht durch **Going** TWONE profitieren, denn **Going** TWONE

- strafft und formt Ihren Körper,
- kräftigt Ihren Stützapparat, nämlich Wirbelsäule und Schultermuskulatur,
- trainiert die Beckenbodenmuskulatur,
- verbessert Ihre Kondition,
- aktiviert Ihren gesamten Körper,
- steigert Ihr Wohlbefinden und Ihre Leistungsfähigkeit
- und hat damit einen hervorragenden präventiven Effekt auf Ihre Gesundheit.

Also, worauf noch warten? Let's go mit der einfachen TWONE-Gehtechnik!

Neben der TWONE-**Gehtechnik** habe ich acht TWONE-Programme für Ihre tägliche Fitness zusammengestellt, aus denen Sie nach Lust und Laune auswählen können. Probieren Sie diese Übungen aus und finden Sie für sich selbst heraus, wo bzw. wann Ihnen welche Übungen am besten zusagen. Dann bauen Sie diese wie das tägliche Zähneputzen – also ähnlich einem Ritual – in Ihren Alltag ein.

Entweder sagt Ihnen das Üben im Bett liegend am meisten zu oder Sie stärken sich gleich nach dem Aufstehen, bevor Sie Ihren Arbeitstag mit den **Energetic** TWONES beginnen. Wenn Sie einen Bürojob ausüben, bei dem Sie von Montag bis Freitag vor Ihrem Schreibtisch sitzen müssen, dann probieren Sie doch die **Office** TWONES oder/und die **Office** TWONES Special aus. Sollten Sie täglich mit den öffentlichen Verkehrsmitteln zur Arbeit fahren, dann bieten sich wunderbar die **Waiting** TWONES an. Für die Autofahrer oder Beifahrer gibt es die **Auto-**TWONES.

Wenn Sie aber so richtig ins Schwitzen kommen wollen, denn erst dann haben Sie das Gefühl, Ihren Körper trainiert zu haben, dann empfehle ich die **Active** TWONES, nämlich „Active arms" und „Active legs".

Die TWONE-Übungen sind für Jung und Alt, für Mann und Frau, für SchülerInnen und LehrerInnen, für Trainierte und Untrainierte, für Gesunde und Kranke, also für Bewegungshungrige und für diejenigen, die bewegungshungrig wer-

den wollen, geeignet. Sie sind einfach, effizient und machen Spaß.

Sie werden wahrscheinlich süchtig nach diesen TWONE-**Übungen** werden, süchtig nach Bewegung. Aber keine Angst, diese Sucht steigert das Wohlbefinden und die Lebensqualität, die Gedächtnisleistung und Konzentration sowie die körperliche Fitness und Gesundheit. Also worauf noch warten? Stillstand oder Bewegung? – Let's TWONE!

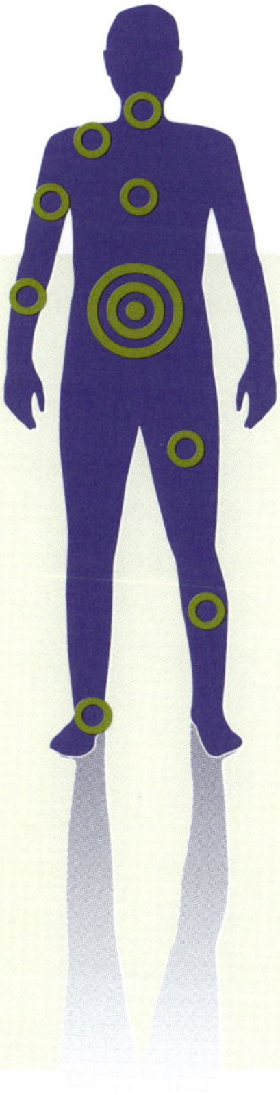

Die Ziele der TWONE-Übungen:

- Kräftigung der Nackenmuskulatur
- Kräftigung der Schultermuskulatur
- Kräftigung der Ober- und Unterarmmuskulatur
- Kräftigung der Ober- und Unterschenkelmuskulatur
- Kräftigung der vorderen und hinteren Oberschenkelmuskulatur
- Kräftigung der Bauchmuskulatur
- Kräftigung der Rückenmuskulatur
- Kräftigung der Fußgelenke
- Stärkung der Koordination und des Gleichgewichts

Sleeping TWONES – Bewegungstraining im Bett

Sind Sie am Morgen beim Weckerläuten noch schläfrig und wollen einfach nicht aufstehen? Möglicherweise plagt Sie das schlechte Gewissen, weil Sie ja eigentlich Morgengymnastik oder gar Morgensport machen sollten. Den ganzen Tag über sitzen Sie im Büro und machen wenig Bewegung. Aber das Liegen im Bett ist einfach zu angenehm. Ich habe eine Idee für diejenigen, die nicht zu den Morgenmenschen zählen, aber am Abend „Bäume niederreißen" könnten. – Machen Sie Ihr Bett zum Trainingsplatz und üben Sie einfache, aber effiziente Bewegungen unter der Bettdecke. Sie können die Augen geschlossen lassen, denn es besteht – unter normalen Umständen – keine Gefahr, aus dem Bett zu fallen!

Das Grundprinzip der **Sleeping TWONES** liegt in den langsamen Bewegungen sowie im kurzen Verharren in einer bestimmten Position. Achten Sie bitte auf eine regelmäßige Atmung und vermeiden Sie die Pressatmung!
Sollten Sie Bedenken haben, Ihre/n PartnerIn beim Schlafen zu stören, dann legen Sie diese gleich ab. Es handelt sich hier nämlich um elf Übungen, die am Morgen noch vor dem Aufstehen unter der Bettdecke, fast unsichtbar und geräuschlos für andere, gemacht werden können. Ihr/e „BettpartnerIn" wird Ihre persönliche Trainingseinheit kaum bemerken. Sie werden jedoch staunen, wie sichtbar sich Ihre Figur in nur wenige Wochen – allerdings nur bei konsequentem Training – verändern wird. Aber seien Sie vorsichtig, vielleicht macht er/sie auch die Sleeping TWONES und Sie selbst nehmen es gar nicht wahr.
Und was wäre, wenn Sie gemeinsam das morgendliche Training durchführen würden?
Übrigens können Sie in jeder Position mit den sehr beliebten Sleeping TWONES beginnen, also egal, ob in Bauch-, Rücken- oder Seitenlage. Spüren Sie in Ihren Körper hinein und fühlen Sie, welche Körperpartien trainiert werden und genießen Sie ein langsames, aber doch aktives Erwachen. Planen Sie für diese Übungseinheit mindestens 7–10 Minuten an Zeit ein und vergessen Sie daher nicht, Ihren Wecker dementsprechend einzustellen.

Wenn Ihnen jedoch das morgendliche Training im Bett weniger liegt, Sie aber auf diese **TWONE-Übungen** nicht verzichten wollen, dann legen Sie einfach am Abend vor dem Schlafen Ihre letzte

Trainingseinheit mit den Sleeping TWONES ein. Schlafen Sie dann entspannt und mit dem beruhigenden Gefühl, dem Körper noch etwas Gutes getan zu haben, ein.

Während der Sleeping TWONES können Sie zusätzlich Ihre mentale Fitness trainieren. Dieses mentale Training hilft Ihnen, den oft sehr hohen Anforderungen des Alltags gelassener entgegenzutreten und Ihre psychische Gesundheit zu erhalten und zu verbessern.
Sagen Sie während dieser sieben Übungen leise (oder auch laut) folgende Affirmationen (positive Glaubenssätze):

- Ich bin glücklich und zufrieden.
- Ich habe ein Recht darauf, glücklich und gesund zu sein.
- Ich erlaube mir, heute traurig zu sein/meine Gefühle zu zeigen/Liebe zu geben/zu empfangen.
- Ich schätze mich, auch wenn ich .... bin/habe.
- Ich bin zuversichtlich, dass ich alles schaffen werde.
- Ich fühle mich ausgeglichen, ruhig und sicher.
- Ich bewahre auch in schwierigen Situationen gute Nerven.
- Ich vertraue darauf, dass alles gut ist/sein wird.
- Es macht Spaß, täglich in Bewegung und aktiv & fit zu sein.
- Ich nehme mir täglich 20–30 Minuten Zeit für TWONE-Übungen.

Viel Spaß beim Training unter der Bettdecke!

In Rückenlage

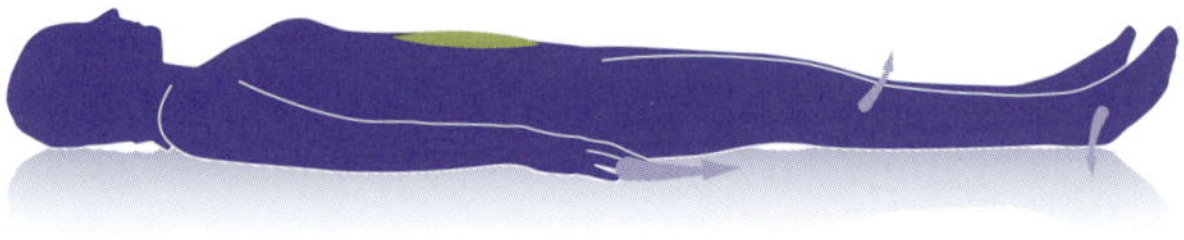

❶ Arme liegen gestreckt neben dem Körper mit den Handflächen auf der Matratze. Arme ziehen nun langsam, aber kräftig entlang des Körpers in Richtung Zehen und behalten währenddessen Kontakt zur Matratze. Die Lendenwirbelsäule (LWS) in die Matratze drücken, die Bauchmuskulatur aktivieren und beide Knie leicht anheben, indem Sie Ihre Fersen in die Matratze drücken. Beim Runterziehen der Arme ausatmen, in der Ausgangsstellung einatmen. 7-mal wiederholen.

❷ LWS und Hände bzw. Unterarme aktiv in die Matratze drücken und Bauchmuskulatur aktivieren. Nun ein Bein leicht (ca. 5–6 cm) und vor allem ganz langsam anheben und in dieser Position kurz verharren, ohne aber die Atmung anzuhalten. Wollen Sie den Trainingseffekt erhöhen und die Bauch- und Nackenmuskulatur noch mehr stärken, können Sie zusätzlich auch den Kopf leicht anheben.
In der Ausgangslage einatmen, beim Anheben des Beines ausatmen. Beinwechsel. 7-mal jedes Bein heben und senken. Wenn für Sie das Heben des Beines noch nicht möglich ist, dann heben Sie das Bein im Kniegelenk hoch, sodass der Fuß den Boden bzw. die Matratze berührt. Wichtig dabei ist, dass die Lendenwirbelsäule aktiv in die Matratze gedrückt wird!

❸ Beine übereinander legen und gestreckte Arme unter das Gesäß bzw. die Oberschenkel geben. Aktivieren Sie jetzt die Bauch-, Gesäß- und Beinmuskulatur, heben beide Beine leicht an und drücken Sie die LWS Richtung Matratze. Achten Sie auf Ihre Atmung! 7-mal wiederholen.

Körperliches Befinden beeinflusst Ihre Psyche und psychisches Wohlbefinden wirkt sich positiv und nachhaltig auf Ihre körperliche Gesundheit aus. Schenken Sie daher Ihrem Körper und Ihrer Psyche täglich Aufmerksamkeit – ganz einfach mit körperlicher Bewegung und Aktivität. Wenn Sie (mental) fit sind, können Sie zudem Ihren Alltag besser bewältigen, Ihre gesetzten Ziele leichter erreichen, das Leben mit all seinen Facetten mehr genießen und sind widerstandsfähiger, zufriedener und glücklicher.

In Seitenlage

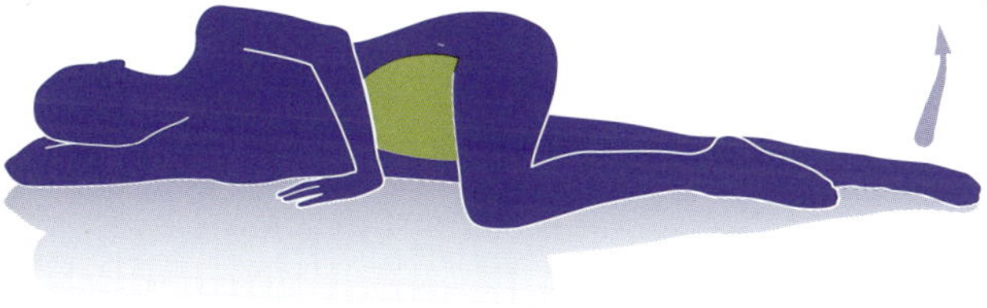

Machen Sie zuerst Übung 4 bis 6 in der *rechten* Seitenlage, dann erst Seitenwechsel, um „auffallende, laute" Bewegungen im Trainingsbett zu vermeiden.

❹ Beine liegen gestreckt übereinander, die Hüften befinden sich in einer Ebene und sind nicht verdreht. Geben Sie den rechten Arm bzw. die rechte Hand entweder unter den Kopf bzw. den Kopfpolster oder legen Sie ihn angewinkelt in Kopfhöhe ab. Bringen Sie nun das linke obere Bein im 90°-Winkel zwischen Oberkörper und Oberschenkel sowie Oberschenkel und Wade nach vorne und heben das untere rechte Bein leicht und langsam an. Stützen Sie sich dabei mit der linken Hand ab bzw. drücken diese kräftig in Nabelhöhe in die Matratze. Vergessen Sie nicht, die Bein- und Bauchmuskulatur anzuspannen, verharren Sie kurz in dieser Position und achten Sie auf regelmäßige Atmung. Beinwechsel.

Jedes Bein 7-mal heben und senken.

❺ Nehmen Sie nun die gleiche Position wie in Übung 4 ein und heben Sie jetzt das linke angewinkelte Bein – Sie wissen schon, leicht und ganz langsam – hoch und drücken die linke Hand und das rechte Bein aktiv in die Matratze, wenn Sie sich in der rechten Seitenlage befinden. Bein- und Bauchmuskulatur anspannen.
Bein 7-mal heben und senken, dann beide Übungen in der linken Seitenlage ausüben.

❻ Nehmen Sie die gleiche Position wie in Übung 4 ein, aktivieren Sie Bauch-, Bein- und Gesäßmuskulatur und heben Sie gleichzeitig beide Beine. In dieser Position ca. 3–5 sec verharren, dann Beine kurz absetzen und wieder leicht anheben. Stützen Sie sich dabei mit der linken Hand ab und vergessen Sie die regelmäßige Atmung nicht!

Haben Sie gewusst, dass sich Ihre Körperfunktionen über eine regelmäßige Atmung steuern lassen? Atmen Sie tief und bewusst ein und legen Sie besonderes Augenmerk auf eine lange und langsame Ausatmung.

In Bauchlage

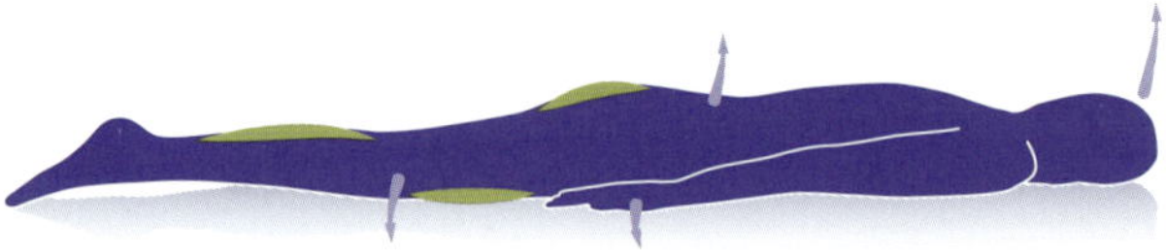

Der Kopf kann entweder nach rechts oder links gedreht liegen oder Sie legen Ihre Stirn auf den Polster, geben die Hände darunter und die Ellbogen zur Seite.

7. Bauch-, Bein- und Gesäßmuskulatur aktivieren, Knie in die Matratze drücken und die LWS (Bauch) leicht anheben. Drücken Sie Ihre Hände bzw. Ellbogen in die Matratze und heben den Kopf leicht an. Bleiben Sie in dieser angespannten Position ca. 3–5 sec und wiederholen Sie diese TWONE-Übung 7-mal.

8. Aktivieren Sie nun Bein- und Gesäßmuskulatur, heben Sie ein Bein etwa 5–7 cm gestreckt nach oben und drücken Sie das andere kräftig in die Matratze. Sie werden bemerken, dass Sie, wenn Sie die Gesäßmuskulatur aktiviert haben, das Bein nicht sehr hoch heben können. Das ist auch gut so, denn somit verhindern Sie eine unerwünschte Hohlkreuzhaltung! Stützen Sie sich mit den Händen bzw. Unterarmen ab und heben Sie leicht den Kopf. Beinwechsel, 7-mal wiederholen.

9. Gesäß- und Beinmuskulatur wieder aktivieren, jetzt beide Beine leicht anheben und in dieser Position – gegen einen Widerstand – langsam öffnen und wieder schließen. Hände bzw. Ellbogen in die Matratze drücken und eventuell den Kopf leicht anheben. Vergessen Sie nicht, die Beine bis zu den Zehen zu strecken! 7-mal wiederholen.

Fokussieren Sie gedanklich den Körperbereich, den Sie kräftigen und trainieren wollen, denn Gedanken reagieren weitgehend wie Muskeln. Während sich die am häufigsten stimulierten Muskeln am besten und stärksten entwickeln, drohen diejenigen, welchen Sie wenig Aufmerksamkeit schenken, immer schwächer zu werden und zu „verkümmern". Setzen Sie sich erreichbare kurz-, mittel- oder langfristige Ziele.

- **Bewegung bringt mir mehr Beweglichkeit im Denken und Handeln.**
- **Bewegung steigert meine Lebensqualität und das Wohlbefinden.**
- **Bewegung verlangsamt meinen Alterungsprozess.**
- **Bewegung hilft mir, leichter zu lernen.**
- **Bewegung verbessert mein Immunsystem und stärkt die Nerven.**

ENDSPURT IN RÜCKENLAGE

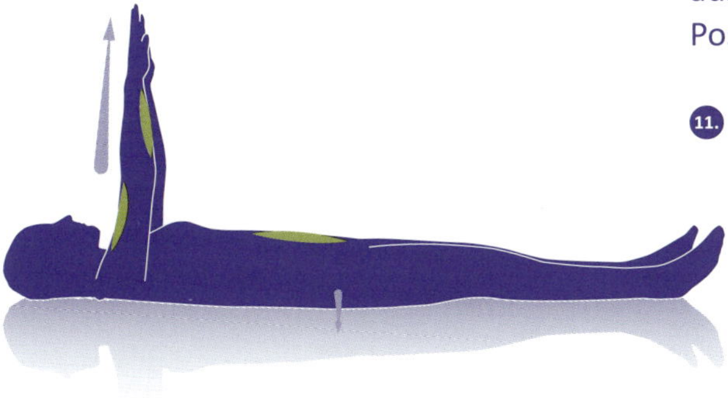

Gratuliere, Sie sind schon fast am Ziel! Es fehlt Ihnen nur noch eine letzte Übung im Trainingsbett, bevor Sie aktiv und fit in den neuen Tag starten.

Was meinen Sie, hat bis jetzt schon jemand Ihr Training unter der Bettdecke wahrgenommen? Ganz bestimmt nicht! So, und jetzt Endspurt!

10. Bringen Sie jetzt die Arme gestreckt nach oben, sodass die Fingerspitzen zur Decke zeigen und ziehen Sie Ihre Arme aktiv aus dem Schultergelenk heraus. Spannen Sie die Armmuskulatur an, drücken Sie die LWS in die Matratze und aktivieren Sie Ihre Bauchmuskulatur. Lassen Sie nach der Anspannung Ihre Schultern fallen, nicht aber die Arme und wiederholen Sie diese Übung 7-mal. Diese 10. Übung kann als Vorbereitung für die letzte Übung gesehen werden, bei der es darum geht, sich langsam aus der waagrechten in die senkrechte Position zu bringen.

11. Die Arme liegen gestreckt neben dem Körper auf der Decke. Versuchen Sie nun als letzte, sehr wichtige Übung den Oberkörper langsam aufzurollen und zum Sitzen zu kommen. Kommen Sie mit dem Oberkörper nur so weit hoch, wie es Ihnen leicht möglich ist. Dann rollen Sie wieder zur flachen Rückenlage (Startposition) zurück. Fahren Sie solange fort, bis Sie ohne Anstrengung in die Sitzposition kommen. Beim nächsten Aufrollen kommen Sie ganz bestimmt etwas höher. Denken Sie bitte daran, Wirbel für Wirbel aufzurollen, aber auch Wirbel für Wirbel abzurollen. Setzen Sie dabei gezielt die Arme ein, die in gestreckter Haltung leicht mit nach vorne gezogen werden, mit der Vorstellung, jemand würde Sie an Ihren Händen nach vorne ziehen wollen (Dehnung in der Wirbelsäule). In dieser Position Arme kräftig nach vorne ziehen und die Wirbelsäule nochmals ordentlich dehnen.

Starten Sie Ihren Tag mit einem guten Gedanken! Er entscheidet maßgeblich, wie Ihr Tag verlaufen wird!

Geschafft, gratuliere! Jetzt haben Sie bereits ein kleines, aber doch recht effizientes Work-out hinter sich und können strahlend, mit gutem Gewissen, bereits etwas für Ihre Gesundheit gemacht zu haben, und mit vielen Energien den Tag beginnen. Guten Morgen!

Energetic TWONES – Neue Energien mit TWONE

Ich stelle Ihnen nun meine sieben TWONE-Lieblingsübungen vor, die ich jeden Morgen mache und die mich munter und aktiv den neuen Tag beginnen lassen.
Es handelt sich hierbei um sieben energetische Übungen, die 7-mal wiederholt werden sollten und lediglich ca. 7 min dauern. Jede Übung hat nicht nur einen wunderbaren Effekt auf den Körper und einzelne Muskelpartien, sondern auch auf Ihren Geist und gibt Ihnen mentale Stärke. Es tritt also wiederum das Prinzip „TWO-in-ONE", also „TWONE" in Kraft. Gehen Sie mit den Energetic TWONES entweder aktiv in den neuen Tag (unbedingt vor dem Frühstück!) oder holen Sie sich noch frische Energien nach einem anstrengenden Arbeitstag (unbedingt vor dem Essen!). Der Vorteil dieser Übungen liegt darin, dass sie auch im Business-Outfit nach der Arbeit gemacht werden können, da die Übungen im Stehen ausgeführt werden und man dabei kaum bis gar nicht ins Schwitzen kommt. Das heißt aber nicht, dass sie wirkungslos sind!

Probieren Sie die Energetic TWONES gleich aus und sie werden spüren, wie viel Energie und Power sie nach nur 7 min bekommen. Unterschätzen Sie nicht den unglaublichen Trainingseffekt, denn jede Übung – so leicht und einfach sie auch aussieht – aktiviert mehrere Muskelgruppen, sofern sie diese auch wirklich bewusst aktivieren.

Achten Sie auf die langsame, fließende Ausführung der sieben energetischen Übungen und spüren Sie dabei bewusst Ihren Körper bzw. einzelne Körperteile.

Bevor Sie mit den sieben **Energetic TWONES** beginnen, stimmen Sie sich kurz ein, indem Sie hüftbreit aufrecht stehen und die Arme neben dem Körper gegengleich locker schwingen lassen. Rechter Arm schwingt nach vorne, linker nach hinten. Je aktiver und schneller Sie schwingen, umso höher schwingen Ihre Arme, bis sich die Hände über Ihrem Kopf treffen. Und dann sind Sie schon bei der ersten Übung angelangt, bei „Der großen Acht".

Die grosse Acht

„Die große Acht" kommt zu diesem Namen, weil man mit den Armen eine große Acht beschreibt und Körper und Geist damit „öffnet". Wenn Sie damit gleich am Morgen, unmittelbar nach dem Aufstehen beginnen, werden Sie rasch/er munter und der Körper fühlt sich angenehm warm an. Eine einfache, aber geniale Übung, mit der Ihre Oberarm-, Schulter-, Bauch-, Gesäß-, Ober- und Unterschenkelmuskulatur aktiviert, Ihre Körperspannung erhöht und zudem Ihr Körpergleichgewicht trainiert werden.

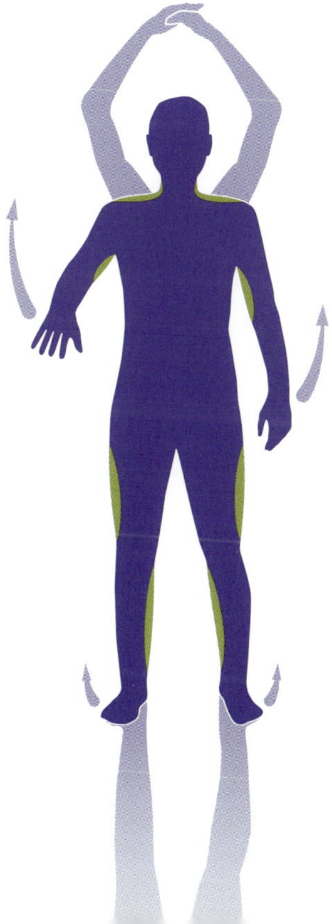

Hüftbreiter Stand, Arme schwingen gegengleich seitlich und gestreckt von vorne bzw. hinten hinauf und treffen sich über dem Kopf. Dort liegt eine Hand über der anderen mit den Handflächen nach oben, wobei die untere hinauf- und die obere hinunter drückt. Beim Abwärtsschwingen leicht in die Knie gehen und beim Aufwärtsschwingen wieder aufrecht stehen und wenn möglich in den Zehenstand gehen. Wenn der rechte Arm von hinten nach oben gebracht wird, mit dem Oberkörper leicht nach rechts drehen und Blick nach vorne richten. Wenn der rechte Arm über vorne nach oben geht, mit dem Oberkörper leicht nach links drehen und Blick nach vorne richten. Nacken lang machen (so als ob Sie jemand nach oben ziehen würde) und Kinn leicht nach vorne ziehen. Spüren Sie die Aktivierung der Nackenmuskulatur.
7-mal nach links bzw. rechts drehen.

Der offene Himmel

Die zweite Übung habe ich „Der offene Himmel" genannt, weil man mit einem ausgestreckten Arm, der wie ein Fühler bzw. eine Antenne wirkt, den „Himmel" über sich „abtastet" und damit die Wahrnehmung stärken kann. Großartig ist auch der Trainingseffekt für Schulter-, Bauch-, Rücken-, Ober- und Unterschenkelmuskulatur. Zudem kommt mit dieser Übung Bewegung in Ihr Gedärm und Sie werden sich über eine gute (bessere) Verdauung freuen.

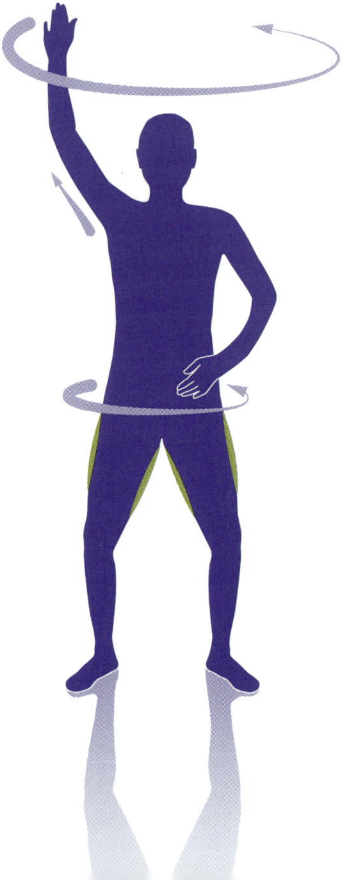

Hüftbreiter Stand, rechter Arm kreist gestreckt über dem Kopf, linke Hand liegt seitlich am Bauch und der Blick ist nach vorne gerichtet. Der rechte Arm bewegt sich vorne (vor dem Kopf) mit der Handfläche nach unten und hinter dem Körper mit der Handfläche nach oben. Gleichzeitig werden kreisende Bewegungen im Becken durchgeführt, d. h. man geht rhythmisch mit der Bewegung des Armes mit. Gehen Sie ein wenig in die Knie und neigen Sie Ihren Oberkörper leicht nach hinten, wenn Sie mit Ihrem Arm nach hinten kreisen. Gesäß- und Oberschenkelmuskulatur werden aktiviert und der aktive Arm wird kräftig aus dem Schultergelenk herausgezogen und beschreibt große Kreise über dem Kopf. Achten Sie auf eine regelmäßige Atmung! 7-mal mit jedem Arm nach rechts bzw. links kreisen. Richtungs- und Armwechsel.

Der leichte Flug

Und wenn Sie diese Übung machen, bekommen Sie das Gefühl der Leichtigkeit des Seins, vielleicht sogar das Gefühl, fliegen zu können! Deswegen auch dieser Name „Der leichte Flug". Durch die rhythmischen Arm- und Beinbewegungen, die mit Flugbewegungen vergleichbar sind, wird das Gefühl der Leichtigkeit und des Schwebens nachempfunden. Nicht zu unterschätzen der hervorragende Effekt auf die Oberschenkelmuskulatur und die Rückenmuskulatur im Beckenbereich. Auch der Schulter- und Oberarmbereich sowie das Gleichgewichtsorgan werden durch diese Form des „Fliegens" trainiert. Zusätzlich gibt Ihnen diese Übung körperliche und mentale Stärke.

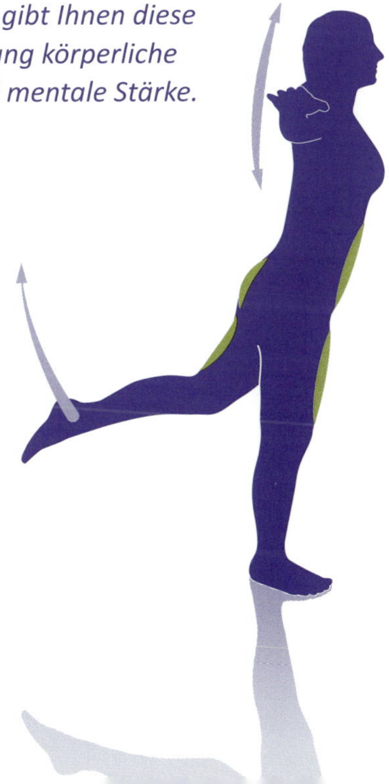

Beginnen Sie mit dem Stand auf einem Bein, während das andere Bein gestreckt nach hinten oben geführt wird. Dieses Bein aus der Hüfte nach hinten ziehen und in einem Winkel von ca. 45° zwischen den beiden Oberschenkeln anheben. Arme gestreckt zur Seite bringen, Blick nach vorne richten und mit den Armen langsame, aber große Auf- und Abwärtsbewegungen machen, als wenn man fliegen würde (große „Flügelschläge"). Beugen und strecken Sie dabei leicht das Standbein im Rhythmus der Armbewegungen. Das aktive Bein wird langsam nach hinten oben gebracht (Spannung im hinteren Oberschenkel), wenn die Arme zum Kopf gehoben werden. Während des Abschwingens der Arme wird das aktive Bein wieder zum Boden gebracht. Mit jedem Bein 7-mal „fliegen", kein Hohlkreuz machen!
Wenn Sie Probleme mit dem Stehen auf einem Bein haben sollten, dann stellen Sie sich vor, Sie hätten Saug-Noppen an den Fußsohlen, die Ihnen festen und sicheren Kontakt zum Boden geben. Als neuer „TWONER" können Sie selbstverständlich das hintere Bein immer wieder absetzen, bevor Sie es wieder anheben. Das Training soll ja auch Spaß machen!

Das dynamische Schwimmen

Und jetzt wird geschwommen! Die Armbewegungen sind wie beim Brustschwimmen, die Beinbewegungen wie beim Rad fahren auszuführen. Bei dieser Übung tun Sie Ihrer Oberarm-, der Schulter-, Bauch-, Gesäß- und Oberschenkelmuskulatur Gutes und zudem trainieren Sie Ihr Gleichgewichtsorgan. Sie sind also von Kopf bis Fuß in Bewegung. Eine einfache, aber äußerst effiziente Übung. Wenn Sie schon ein TWONE-Profi sind, dann vermeiden Sie während der sieben Wiederholungen Bodenkontakt mit dem aktiven Fuß. Neuen „TWONERS" ist es selbstverständlich erlaubt, den aktiven Fuß nach jeder Bewegungssequenz am Boden kurz abzustellen.

Los geht's, schwimmen!

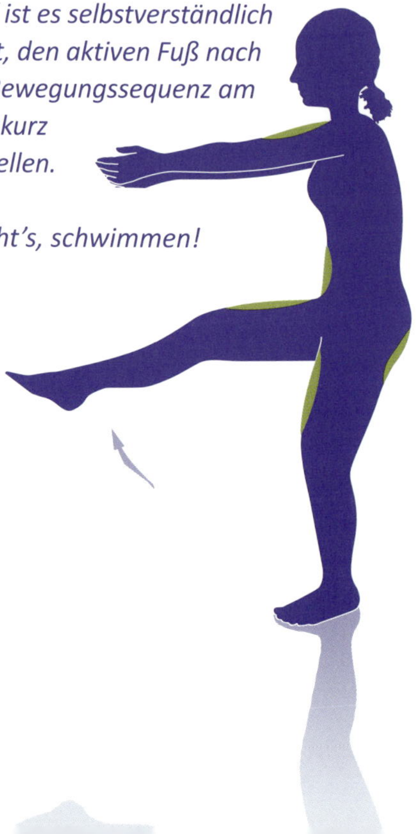

Hüftbreiter Stand, Beinbewegung ähnlich wie beim „Rad fahren" und Armbewegung wie beim Brustschwimmen. Die Arme befinden sich in der Ausgangsposition angewinkelt neben dem Körper, Handflächen schauen zueinander. Nun zeitgleich das rechte Bein angewinkelt anheben, sodass die Unterarme und der Oberschenkel des rechten Beins parallel verlaufen. Oberkörper leicht nach vorne beugen und Arme sowie rechtes Bein möglichst gestreckt nach vorne bringen (TWONE-Profis sollten das rechte Bein parallel zum Boden nach vorne bringen können). Arme ziehen jetzt mit den Handrücken zueinander gestreckt zur Seite, während das rechte Bein langsam gestreckt nach unten zieht und sich der Oberkörper wieder aufrichtet. Jetzt wieder die angewinkelten Arme (Handflächen schauen zueinander) neben dem Oberkörper in Hüfthöhe platzieren und das rechte Bein wieder anheben.
TWONE-Profis können mit dem Standbein während der „Schwimm- bzw. Radfahr-Bewegung" leicht in die Knie gehen. Beinwechsel.
7-mal mit jedem Bein „schwimmen" bzw. „Rad fahren".

Die aktive Verteidigung

Diese Übung erhält diesen Namen aufgrund der schützenden bzw. verteidigenden Armbewegung. Geben Sie mit jeder Vorwärtsbewegung der Arme Ihrem Körper bzw. Ihrer Psyche das Gefühl, dass Sie nicht angreifbar sind und vor allem, dass Sie sich bei allem, was Ihnen im Alltag passiert, bestens verteidigen können. Trainingseffekt für: Nacken, Schultern, Arme, Handgelenke, Gesäß, Hüfte, Ober- und Unterschenkel sowie für Fußgelenke.

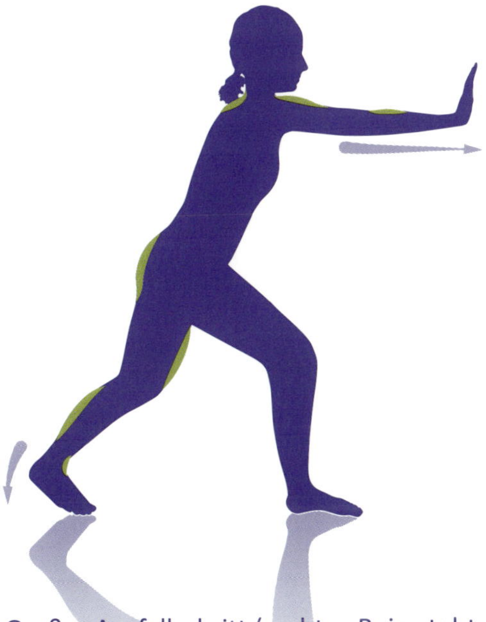

Großer Ausfallschritt (rechtes Bein steht leicht seitlich vor dem linken Bein), linke Hand liegt seitlich in Nabelhöhe auf dem Bauch. Der rechte, gestreckte Arm wird im Handgelenk angewinkelt (Handfläche schaut nach vorne, Finger zeigen nach oben), mit Schwung nach vorne gebracht und kräftig aus dem Schultergelenk herausgezogen (ausatmen). Dabei ist das vordere Bein gebeugt, das hintere gestreckt und angespannt. Drücken Sie die Ferse des hinteren Fußes bewusst nach unten, neigen Sie den Oberkörper etwas nach vorne, verlagern Sie dabei auch Ihr Gewicht etwas nach vorne und richten Sie Ihren Blick auf den Rücken der vorderen Hand. Ziehen Sie beim Einatmen die rechte Hand zurück und legen Sie diese dann auf Ihren Unterbauch. Richten Sie dabei Ihren Oberkörper auf und verlagern Sie in Folge Ihr Gewicht auf beide Beine. Stoßen Sie jetzt den linken, aktiven Arm nach vorne (im Handgelenk kippen), während die rechte Hand seitlich am Bauch liegt. Rechtes Bein steht nach wie vor seitlich vor dem linken Bein („rechter Ausfallschritt"). Armwechsel bei gleichem Ausfallschritt, dann Beinwechsel.
7-mal jeden Arm bei rechtem bzw. linkem Ausfallschritt nach vorne ziehen.
Sie können auch die Hände zu Fäusten machen und somit Boxbewegungen nach vorne machen. Entscheiden Sie selbst – ist Ihnen gerade mehr nach Angriff oder mehr nach Verteidigung zumute? Probieren Sie einfach beides aus!

Der sichere Schutz

Eine gute Wahrnehmung zu haben ist eine wunderbare Fähigkeit, die im Alltag sehr nützlich sein kann und viel Ärger und Zeit erspart.
Bei dieser Übung wandern Sie mit der Hand, dem Arm, dem Kopf, den Augen und dem Oberkörper von vorne nach hinten und von hinten nach vorne, und das über rechts und links. Sie bauen mit Ihrer Hand einen energetischen Schutz um sich auf, damit Ihnen nichts und niemand (Unangenehmer) zu nahe kommt und in Ihren ganz persönlichen, intimen Bereich eintritt.
Zusätzlich nehmen Sie aber Ihre gesamte Umgebung um sich genau wahr. Nicht nur das, was vor Ihnen ist, nehmen Sie auf, sondern auch das, was sich neben und hinter Ihnen abspielt, wird von Ihnen mit dieser Bewegung aufgenommen. Sie nehmen also Ihre Umgebung um sich auf und schützen sich. Zudem stärken Sie Ihre Schulter-, Nacken-, Oberarm- und Oberschenkelmuskulatur.

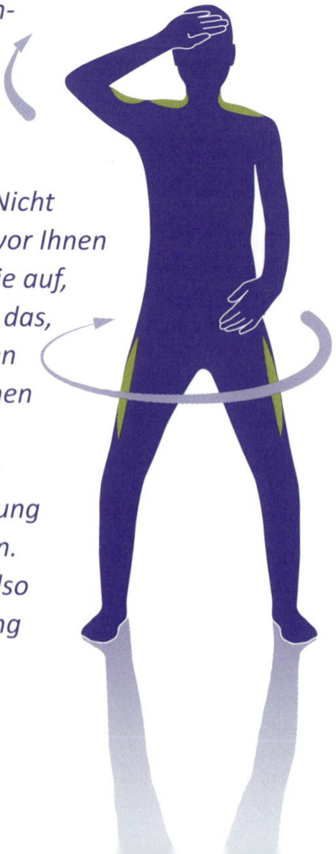

Breiter Stand (weite Grätsche), linke Hand auf den linken Unterbauch oder in die Hüfte. Ihr aktiver rechter Arm bewegt sich im Ellbogengelenk angewinkelt (etwa 90°-Winkel zwischen Ober- und Unterarm) etwa parallel zum Boden in Augenhöhe von links über die Vorderseite so weit wie möglich nach hinten. Ihr Blick wandert mit der Armbewegung von vorne nach hinten mit und Ihr Oberkörper ist dabei fast aufrecht, dreht aber mit. Ziehen Sie dann den gestreckten Arm, Handfläche zeigt nach vorne, langsam von hinten nach vorne. Gehen Sie bei der nächsten Drehbewegung um den Körper etwas mehr in die Knie, das übernächste Mal noch mehr, und wandern Sie dann wieder langsam „aufwärts". Vergessen Sie nicht Ihre Oberschenkel- und Gesäßmuskulatur zu aktivieren, um den vollen Trainingseffekt genießen zu können.
7 Aufwärts- und 7 Abwärtsbewegungen bzw. je 7 seitliche Armbewegungen über rechts und links.

Die seitliche Dehnung

Bei dieser Dehnübung werden beide Körperseiten gedehnt und der ganze Körper von Kopf bis Fuß gekräftigt. Sie trainieren hier die Nacken-, Schulter-, Arm-, Bauch-, Gesäß-, Oberschenkel- und Unterschenkelmuskulatur.
Diese Bewegung sollte einem Pendel ähneln, das sich langsam und rhythmisch nach links und rechts bewegt und durch nichts und niemand aus der Ruhe gebracht werden kann.

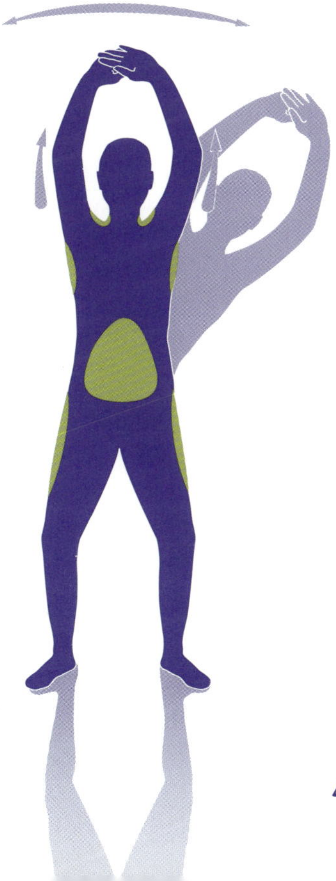

Bei dieser Übung werden die Hände – mit den Handrücken nach oben – über dem Kopf verschränkt, Arme kräftig aus dem Schultergelenk herausgezogen und die Bauch-, Gesäß- und Oberschenkelmuskulatur aktiviert. „Pendeln" Sie nun langsam nach rechts und links und gehen Sie dabei ganz leicht in die Knie. Spüren Sie eine starke Dehnung an der rechten Körperseite, wenn Sie nach links „pendeln". Gehen Sie nur soweit wie es Ihnen angenehm ist und Sie keine Schmerzen haben. Heben Sie bei der Seitdehnung nach rechts den linken Fuß, bei der Seitdehnung nach links den rechten Fuß leicht an, sodass nur mehr die große Zehe Kontakt zum Boden hat. Achten Sie auf die Atmung! Einatmen und Arme aus dem Schultergelenk herausziehen, ausatmen und zur Seite neigen. 7-mal pro Seite oder bei Zeitmangel 7-mal insgesamt dehnen.

Schließen Sie die **Energetic** TWONES damit ab, indem Sie langsam beide Arme gestreckt von oben nach unten bringen und noch ein paar Sekunden oder solange Sie möchten in dieser Position mit Ihrem Körper ohne Unterbrechung weiter „pendeln". Senken Sie Ihren Blick ab, spüren Sie die angenehme Bewegung und atmen Sie gleichmäßig weiter. Kommen Sie dann langsam wieder zur Ausgangsposition zurück und bleiben Sie noch kurz stehen.

Sagen Sie nun für sich (leise oder laut): „Ich bin hellwach und gut vorbereitet für den heutigen Tag.“
„Ich bin hellwach und habe Energien für meine Aufgaben und Tätigkeiten.“
Sollten Sie diese Übungen am Abend vor dem Schlafen machen, dann sagen Sie: „Ich öffne jetzt meine Augen, lege mich ins Bett und schlafe schnell und entspannt ein.“
Beginnen Sie mit Freude und Power Ihren Tag mit den sieben Energetic TWONES**! Gutes Gelingen!**

Tipps für (mehr) Spaß an der Bewegung:

- Beginnen Sie Ihren Tag mit einem positiven Gedanken! Negative Gedanken schaden nur Ihnen selbst!
- Bilden Sie positive Kraftsätze, wie „Es fällt mir leicht, Bewegung in den Alltag zu integrieren.“!
- Suchen Sie sich in Ihrer Wohnung/Ihrem Haus einen geeigneten Platz für die **Energetic** TWONES und machen Sie ihn zu einem Platz, der Ihnen immer wieder frische Energien spendet!
- Nehmen Sie sich auch an hektischen Tagen Zeit für kurze Bewegungspausen und bauen Sie ein paar Two-in-One-Übungen ein! Genießen Sie die positive Wirkung von Bewegung auf Ihren Körper!
- Führen Sie ein Bewegungstagebuch und setzen Sie sich erreichbare Ziele! Sind Ihre Bewegungsziele zu hoch gesteckt, dann verschwindet schnell die Motivation und es drohen Frustration und Enttäuschung. Leben Sie Ihre verwirklichbaren Ziele!
- „Selbst ein Weg von tausend Meilen beginnt mit einem Schritt.“ (japanische Weisheit). Notieren Sie Ihre täglichen Erfolge und belohnen Sie sich für die ersten Schritte in Richtung mehr Bewegung!
- Machen Sie die Two-in-One-Übungen zu Ihrem Ritual und beginnen Sie beispielsweise jeden Tag mit den **Energetic** TWONES oder machen Sie täglich die **Office** TWONES.
- Lenken Sie Ihre Aufmerksamkeit auf Ihr „Lebenselixier“ Atmung! Atmen Sie tief und langsam ein und lange und langsam aus! Halten Sie nie die Luft an, auch wenn es sehr anstrengend ist.
- Lächeln Sie so oft wie möglich, wenn Sie sich körperlich bewegen!
- Bewegen Sie sich zu Musik, die Ihnen gefällt und Ihre Stimmung hebt!

Office TWONES – Übungen im Büro

Sitzen Sie schon seit Stunden vor dem Computer in Ihrem Büro und fühlen sich total verspannt oder unwohl? Dann gönnen Sie sich doch eine kleine Pause, zum Beispiel mit den **Office** TWONES, den Büro-Übungen. Selbstverständlich können Sie diese Übungen auch beim Fernsehen, Lesen oder Lernen ausüben und Teile daraus auch für Fahrten in öffentlichen Verkehrsmitteln oder im Auto als BeifahrerIn übernehmen.
Aktivieren Sie zwischendurch Ihre Nacken-, Schulter-, Bauch-, Gesäß- und Beinmuskulatur und das gleich in Ihrer Business-Kleidung. Damit das Bodywork-out im Büro (in der Schule) auch richtig Spaß macht, gibt es für jeden Arbeitstag – von Montag bis Freitag – verschiedene Übungen, die nach einem einfachen System ablaufen, sodass Sie sich diese auch gut einprägen können.
Sie kennen mittlerweile sicher das Grundprinzip der TWONE-Übungen und haben es vielleicht auch bereits verinnerlicht, nämlich so viele Muskeln wie möglich anzuspannen, (fast) alle Übungen ganz langsam auszuführen und auf die richtige und regelmäßige Atmung zu achten.
Also dann, los geht's mit den **Office** TWONES!

Trainieren Sie auch Ihre Atmung! Nehmen Sie sich zwischendurch ein paar Minuten Zeit für Ihre Atmung und beobachten Sie die Bewegungen in Ihrem Körper.

- Nehmen Sie beim Einatmen positive Energie auf und visualisieren Sie dabei helles Licht, Freude, Erfolg, Leichtigkeit etc. Beim Ausatmen lassen Sie alles, was Sie belastet wie Stress, Ängste, Sorgen, Ärger, Schmerzen etc. gedanklich los und blasen Sie die Atemluft durch die Nase oder den Mund aus.
- Spannen Sie beim Einatmen alle/einzelne Muskeln an und lassen Sie die Spannung beim Ausatmen langsam abklingen.

Eine bewusste, regelmäßige Atmung trägt zur besseren körperlichen und seelischen Entspannung bei!

▶ Montag

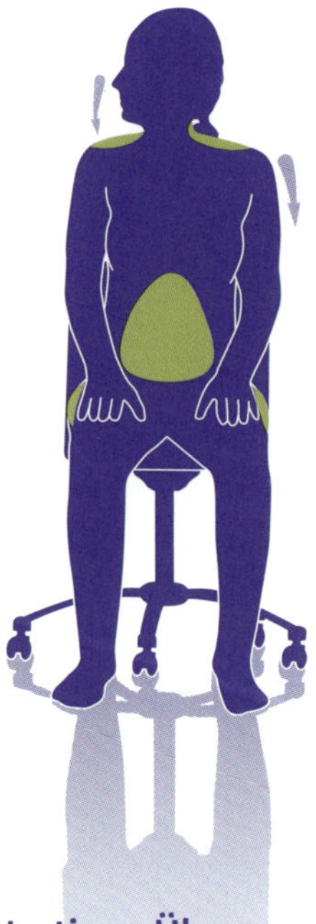

1. Konzentrations-Übung
Kopf nach rechts drehen (nicht neigen!) und dabei tief einatmen. Kinn – leicht und langsam – zur rechten Schulter bringen und dabei ausatmen sowie linke Schulter nach unten ziehen. Kopf wieder in die Ausgangsstellung bringen und dann nach links drehen. Kinn zur linken Schulter bringen und rechte Schulter runter ziehen. 5-mal wiederholen, Seitenwechsel.
Spüren Sie die Dehnung im Nacken und wie sich Verspannungen dadurch lösen. Zusätzlich empfehle ich Ihnen, die Bauch- und Gesäßmuskulatur anzuspannen, um den Trainingseffekt zu erhöhen.

2. Ellbogen-Übung
Hände liegen im Nacken übereinander, Ellbogen schauen zur Seite, Beine aufstellen, Bauch- und Gesäßmuskulatur aktivieren, ein Bein ca. 2–3 cm vom Boden leicht anheben, aber nicht strecken und dabei beide Ellbogen nach hinten dehnen. Achten Sie bitte auf leichten Druck der Hände im Halswirbelsäulenbereich! Machen Sie einen langen Rücken, also nicht in Hüfthöhe „einknicken“ und ziehen Sie dabei Ihre Schultern leicht nach hinten. In dieser Position ca. 3–5 sec verharren (einatmen) und dann ausatmen. 5-mal wiederholen, Beinwechsel.

3. Lendenwirbelsäulen-Übung
Beide Unterarme hinter dem Rücken in Lendenwirbelsäulen(LWS)-Höhe untereinander legen, die Handflächen berühren die Sessellehne. Lehnen Sie sich nun zurück und pressen Sie Oberkörper sowie Unterarme kräftig gegen die Rückenlehne. Drücken Sie dabei beide Füße auf den Boden, achten Sie auf aufrechte Oberkörperhaltung und ziehen Sie aktiv Ihre Schultern hinunter. Verharren Sie in dieser Position ca. 3–5 sec, aktivieren Sie Ihre Bauch- und Gesäßmuskulatur,

richten Sie Ihren Blick nach vorne und machen Sie einen langen Nacken. 5-mal wiederholen.
Achten Sie auf die Atmung! Beim Einatmen drücken, in der Ausgangsposition ausatmen.

4. Dreh-Übung

Bei aufrechter Sitzposition den Oberkörper so weit wie möglich über rechts nach hinten drehen. Nehmen Sie dafür die Rückenlehne des Sessels zur Hilfe, indem Sie Ihre Hände auf die Rückenlehne geben und aktiv mitdrehen (Dehnung im Schulterbereich). Jetzt Bauch- und Gesäßmuskulatur anspannen, Oberkörper bewusst aufrecht halten, langen Nacken machen und gleichmäßig atmen. In dieser Position ca. 3–5 sec verharren und wieder zur Ausgangsposition zurückkommen. 5-mal wiederholen, dann Seitenwechsel.

5. Arm-Übung

Arme hängen seitlich locker herab, Hände auf die Oberschenkel legen und kräftig Schultern kreisen. 5-mal von vorne nach hinten und 5-mal von hinten nach vorne. Beim Hinaufziehen der Arme die Bauch- und Gesäßmuskulatur aktivieren, dann wieder locker lassen.
Achten Sie auch hierbei auf eine regelmäßige Atmung! Beim Einatmen die Schultern heben und beim Ausatmen die Schultern wieder senken. Wichtig dabei ist das aktive Nach-oben-, aber auch Nach-unten-Ziehen der Schultern, sodass eine Dehnung in der Nackenmuskulatur zu spüren ist.

Eine Woche umfasst 10.080 Minuten und bereits 150 Minuten moderate körperliche Aktivität pro Woche schützt laut WHO vor chronischen Krankheiten wie Osteoporose, Herz-Kreislauf-Erkrankungen, Gefäßverkalkungen, Diabetes usw. Bewegung wird aber auch als Therapie bei chronischen Krankheiten empfohlen und verbessert nicht nur die Lebensqualität sondern auch die körperliche und geistige Leistungsfähigkeit.

▶ DIENSTAG

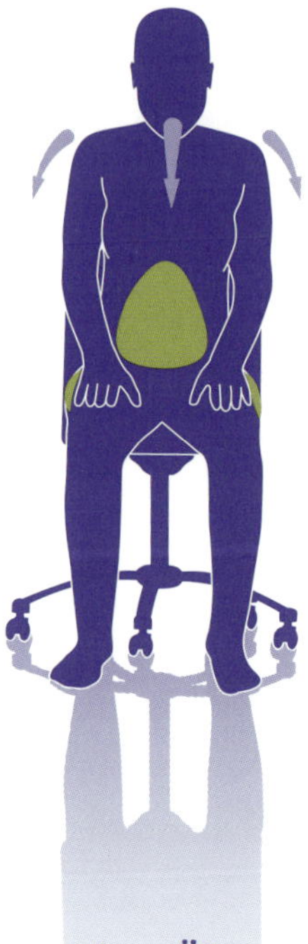

❶ Konzentrations-Übung

Kopf langsam nach vorne beugen und das Kinn zur Brust bringen. Dabei die Schultern kräftig nach hinten-unten ziehen, zurück zur Ausgangsposition kommen und die Übung 5-mal wiederholen.

Spüren Sie die Dehnung im Nackenbereich und achten Sie immer auf eine regelmäßige Atmung! Zusätzlich empfehle ich Ihnen, Ihre Bauch- und Gesäßmuskulatur anzuspannen, um den Trainingseffekt zu erhöhen.

❷ Ellbogen-Übung

Hände liegen im Nacken übereinander, Ellbogen schauen zur Seite, Beine aufstellen und Bauch- und Gesäßmuskulatur aktivieren. Heben Sie jetzt beide Beine gleichzeitig an, ziehen Sie dabei Ihre Ellbogen aktiv nach hinten und Ihre Schultern nach unten. Bleiben Sie in dieser Position ca. 3–5 sec, achten Sie auf Ihre regelmäßige Atmung und kommen Sie dann wieder zur Ausgangsposition zurück. 5-mal wiederholen.

❸ Lendenwirbelsäulen-Übung

Legen Sie beide Unterarme hinter dem Rücken in LWS-Höhe untereinander, berühren Sie mit den Handflächen die Sessellehne, lehnen Sie sich nun zurück und pressen Sie Oberkörper und Unterarme kräftig gegen die Rückenlehne. Aktivieren Sie Bauch- und Gesäßmuskulatur, heben Sie ein aufgestelltes Bein langsam ca. 5–6 cm an und drücken Sie das andere Bein aktiv in den Boden. Verharren Sie in dieser Position ca. 3–5 sec und wiederholen Sie den Vorgang. Denken Sie dabei an den langen Nacken und an Ihre Schultern, die aktiv nach hinten-unten gezogen werden sollten. Jedes Bein 5-mal heben und senken.

❹ Dreh-Übung

In aufrechter Sitzhaltung mit dem Oberkörper so weit wie möglich über rechts nach hinten drehen. Nehmen Sie dabei die Rückenlehne des Sessels zur Hilfe, indem Sie Ihre Hände auf die Rückenlehne geben und mitdrehen (Dehnung im Schulterbereich). Haben Sie auch an die Aktivierung der Bauch- und Gesäßmuskulatur gedacht? Jetzt linkes, aufgestelltes Bein leicht anheben, Oberschenkelmuskulatur des linken Beines aktivieren, in dieser Position ca. 3–5 sec verharren und zur Ausgangsposition zurückkommen. 5-mal wiederholen, Seiten- und Beinwechsel.

❺ Arm-Übung

Bringen Sie Ihre ausgestreckten Arme (Handflächen zeigen nach hinten-oben) langsam nach hinten-oben, drücken Sie dabei Ihre Schulterblätter kräftig zusammen, aktivieren Sie Ihre Bauch- und Gesäßmuskulatur und verharren Sie in dieser Position ca. 3–5 sec. Entspannen und 5-mal wiederholen.

Eine aktuelle Studie hat ergeben, dass 5–8 % aller Grundschulkinder unter Bewegungsmangel und einer eingeschränkten Motorik leiden. Rückwärts zu laufen, einen Ball zu fangen oder zu balancieren fällt immer mehr Kindern, die viel Zeit vor dem Bildschirm verbringen, schwer. Bewegungsdefizite ziehen Defizite beim Lernen nach sich, denn die Großhirnrinde ist nicht nur für die Steuerung der Bewegungen, sondern ebenfalls für das Denken und Lernen zuständig.

▶ MITTWOCH

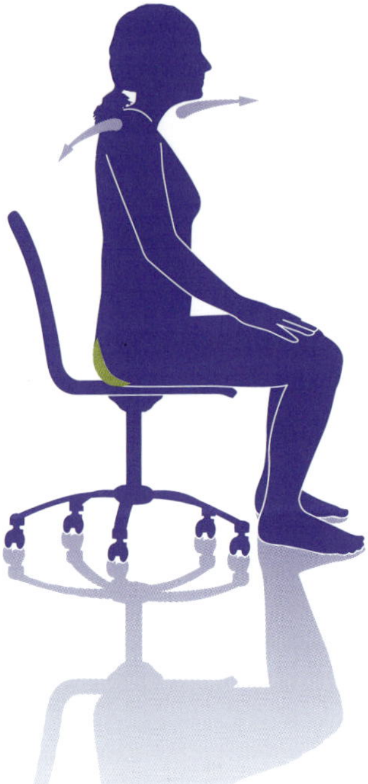

1. Konzentrations-Übung

Kopf langsam nach vorne schieben, sodass das Kinn immer parallel zum Boden verläuft. Ziehen Sie nun die Schultern aktiv nach hinten-unten, drücken Sie Ihre Schulterblätter zusammen und verharren Sie ca. 3–5 sec in dieser Position. Denken Sie an Ihre regelmäßige Atmung, und achten Sie darauf, dass Sie beim Kinn-nach-vorne-Schieben kein Hohlkreuz machen! Es hilft, wenn Sie die Bauchmuskulatur bewusst anspannen. Zusätzlich empfehle ich die Gesäßmuskulatur zu aktivieren, um den Trainingseffekt zu erhöhen. 5-mal wiederholen.

2. Ellbogen-Übung

Hände liegen im Nacken übereinander, Ellbogen schauen zur Seite, Beine aufstellen. Drücken Sie ein Bein aktiv in den Boden, während sich das andere langsam nach oben bewegt und ausgestreckt wird, sodass es parallel zum Boden verläuft (einatmen). Ziehen Sie dabei Ihre Ellbogen nach hinten, aktivieren Sie Ihre Bauch- und Gesäßmuskulatur, lassen Sie Ihre Schultern fallen und verharren Sie ca. 3–5 sec in dieser Position. Kommen Sie dann wieder zur Ausgangsposition zurück und wiederholen Sie diesen Vorgang 5-mal. Beinwechsel.

3. Lendenwirbelsäulen-Übung

Legen Sie beide Unterarme hinter dem Rücken in LWS-Höhe untereinander und berühren Sie mit den Handflächen die Sessellehne. Lehnen Sie sich nun zurück und pressen Sie Oberkörper und Unterarme kräftig gegen die Rückenlehne. Jetzt wird die Bauch- und Gesäßmuskulatur angespannt und das rechte Bein nach vorne gestreckt, sodass es parallel zum Boden verläuft. Heben Sie das rechte, gestreckte Bein noch etwa 4–5 cm an und drücken Sie das andere Bein aktiv in den Boden. Verharren Sie in dieser Position für ca. 3–5 sec und achten Sie auf Ihre regelmäßige Atmung! Kurz entspannen und 5-mal wiederholen. Beinwechsel.

4. **Dreh-Übung**

In aufrechter Sitzhaltung mit dem Oberkörper so weit wie möglich über rechts nach hinten drehen. Nehmen Sie dabei die Rückenlehne des Sessels zur Hilfe, indem Sie Ihre Hände auf die Rückenlehne geben und mitdrehen (Dehnung im Schulterbereich). Bauch- und Gesäßmuskulatur aktivieren, das gestreckte linke Bein, das etwa parallel zum Boden verläuft, vom Sessel leicht anheben und in dieser Position ca. 3–5 sec verharren. Kommen Sie dann zur Ausgangsposition zurück, drehen Sie über links und heben Sie Ihr rechtes Bein an. 5-mal jedes Bein heben und senken.

5. **Arm-Übung**

Bringen Sie Ihre gestreckten Arme (Handflächen zeigen nach hinten-oben) langsam nach hinten-oben, drücken Sie dabei Ihre Schulterblätter kräftig zusammen, aktivieren Sie Ihre Bauch- und Gesäßmuskulatur und wippen Sie mit den Armen kräftig nach hinten-oben. Achten Sie auf eine totale Körperspannung, vermeiden Sie ein Hohlkreuz und vergessen Sie nicht, regelmäßig zu atmen! Lockerlassen und wiederholen.

Hätten Sie gewusst, dass Sitzen mehr Druck auf die Wirbelsäule ausübt als Stehen, Gehen oder Liegen? Es ist daher ratsam, bei sitzenden Tätigkeiten häufig die Position zu wechseln, um den Rücken zu entlasten und einseitige Belastungen Ihres Bewegungsapparates zu vermeiden. Es gibt kein gesundes Sitzen, nur gesunde Bewegung!

▶ Donnerstag

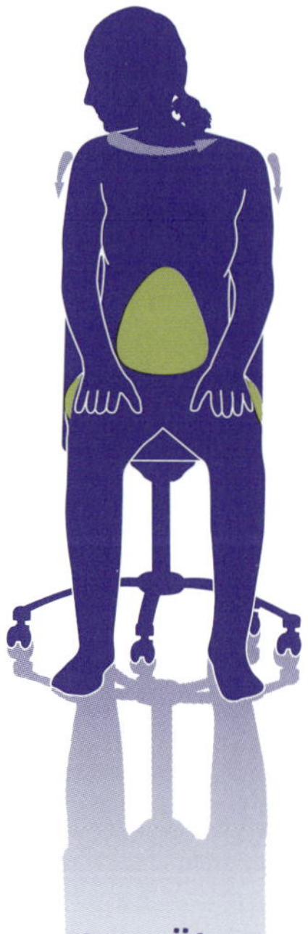

1. Konzentrations-Übung

Kopf nach rechts drehen (nicht neigen!) und das Kinn auf die rechte Schulter legen. Von dort über vorne halbkreisförmig nach links kreisen, Kinn nun auf die linke Schulter legen und wieder zurück nach rechts kreisen. 5-mal wiederholen. Achten Sie auf einen aufrechten Oberkörper und darauf, dass Ihre Schultern während der Bewegung aktiv nach unten gezogen werden.
Zusätzlich empfehle ich die Bauch- und Gesäßmuskulatur anzuspannen, um den Trainingseffekt zu erhöhen.

2. Ellbogen-Übung

Hände liegen im Nacken übereinander, Ellbogen schauen zur Seite. Beine jetzt überkreuzen, Bauch- und Gesäßmuskulatur aktivieren, Ellbogen nach hinten ziehen und die überkreuzten Beine leicht vom Boden abheben. Denken Sie daran, Ihre Schultern bewusst fallen zu lassen und verharren Sie ca. 3–5 sec in dieser Position. Kommen Sie dann wieder zur Ausgangsposition zurück und wiederholen Sie diese Übung 5-mal. Beinwechsel.

3. Lendenwirbelsäulen-Übung

Legen Sie beide Unterarme hinter dem Rücken in LWS-Höhe untereinander und berühren Sie mit den Handflächen die Sessellehne. Lehnen Sie sich nun zurück und pressen Sie Oberkörper und Unterarme kräftig gegen die Rückenlehne. Aktivieren Sie jetzt Ihre Bauch- und Gesäßmuskulatur, strecken Sie das rechte Bein aus und heben es an, sodass es sich parallel zum Boden befindet. Zeigen Sie nun abwechselnd mit der Zehe bzw. der Ferse nach vorne, im Rhythmus „Ferse – Spitze, Ferse – Spitze, …“. 5-mal wiederholen, dann Beinwechsel.

4. Dreh-Übung

In aufrechter Sitzhaltung mit dem Oberkörper so weit wie möglich über rechts nach hinten drehen. Nehmen Sie dabei die Rückenlehne des Sessels zur Hilfe, indem Sie Ihre Hände auf die Rückenlehne geben und mitdrehen (Dehnung im Schulterbereich). Beine nun überkreuzen (z. B. rechtes Bein über linkes Bein) und gemeinsam vom Boden abheben. Achten Sie auf die Aktivierung Ihrer Bauch- und Gesäßmuskulatur sowie auf eine aufrechte Oberkörperhaltung. Verharren Sie in dieser Position ca. 3–5 sec und kommen Sie dann zur Ausgangsposition zurück. 5-mal wiederholen, dann Seitenwechsel.

5. Arm-Übung

Nehmen Sie eine aufrechte Sitzposition ein, stellen Sie Ihre Beine auf, winkeln Sie Ihre Arme an und drücken Sie aktiv Ihre Oberarme und den Rücken in die Rückenlehne. Bauch- und Gesäßmuskulatur anspannen, Schultern bewusst runter ziehen und Schulterblätter zusammendrücken. Mindestens 5-mal wiederholen.

Bewegung hilft besser zu lernen und Lernen kann man durch Bewegung fördern. Selbst mit einfachen, auf den ersten Blick langweilig erscheinenden Übungen kann – spielerisch verpackt – das Interesse der Kinder geweckt werden. Kinder brauchen Bewegungsanreize und Herausforderungen. Körperliche Aktivität und Sport schaffen einen wichtigen Ausgleich zum Lernen, fördern das Gemeinschaftsgefühl und die soziale Kompetenz und lassen beide Gehirnhälften enger zusammenarbeiten.

▶ Freitag

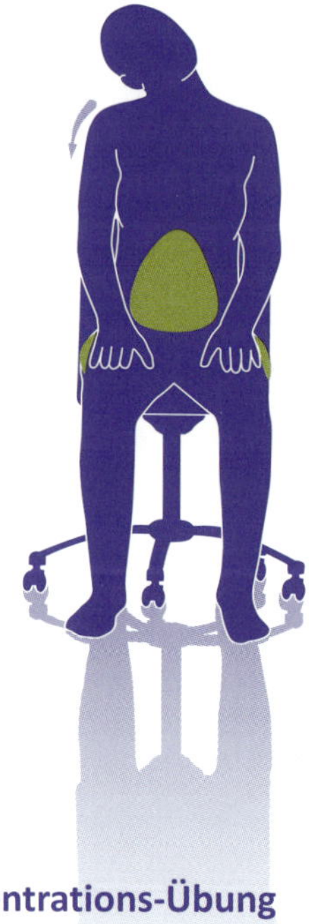

❶ Konzentrations-Übung

Kopf zur rechten Seite kippen, sodass das rechte Ohr (nicht das Kinn!) in Richtung rechte Schulter zeigt (im besten Fall liegt das rechte Ohr auf der rechten Schulter). Ziehen Sie nun Ihre linke Schulter kräftig nach unten, sodass eine Dehnung im Nacken zu spüren ist. Achten Sie darauf, dass Sie Ihre rechte Schulter nicht anheben! 5-mal wiederholen, dann Seitenwechsel.
Zusätzlich empfehle ich die Bauch- und Gesäßmuskulatur anzuspannen, um den Trainingseffekt zu erhöhen.

❷ Ellbogen-Übung

Hände liegen im Nacken übereinander, Ellbogen schauen zur Seite, Beine aufstellen. Aktivieren Sie Ihre Bauch- und Gesäßmuskulatur und machen Sie Gehbewegungen, ohne jedoch dabei den Boden zu berühren. Dehnen Sie Ihre Ellbogen nach hinten und lassen Sie Ihre Schultern fallen. 5-mal wiederholen.

❸ Lendenwirbelsäulen-Übung

Legen Sie beide Unterarme hinter dem Rücken in LWS-Höhe untereinander und berühren Sie mit den Handflächen die Sessellehne. Lehnen Sie sich nun zurück und pressen Sie Oberkörper und Unterarme kräftig gegen die Rückenlehne. Aktivieren Sie Ihre Bauch- und Gesäßmuskulatur, heben Sie jetzt beide Beine gleichzeitig an, strecken Sie diese aus und verharren Sie ca. 3–5 sec in dieser Position. Ziehen Sie bewusst und aktiv Ihre Schultern nach hinten-unten und wiederholen Sie diese Übung 5-mal. Achten Sie auf eine regelmäßige Atmung!

❹ Dreh-Übung

In aufrechter Sitzhaltung mit dem Oberkörper so weit wie möglich über rechts nach hinten drehen. Nehmen Sie dabei die Rückenlehne des Sessels zur Hilfe, indem Sie Ihre Hände auf die Rücken-

lehne geben und mitdrehen (Dehnung im Schulterbereich). Bauch- und Gesäßmuskulatur aktivieren, jetzt beide Beine gleichzeitig anheben und in dieser Position ca. 3–5 sec verharren.
5-mal wiederholen.

5. Arm-Übung

Arme über den Kopf geben, rechte Hand umfasst die linke Hand. Strecken Sie nun Ihre Arme und ziehen Sie diese kräftig aus dem Schultergelenk heraus. Aktivieren Sie Ihre Bauch- und Gesäßmuskulatur und pendeln Sie bei aufrechtem Oberkörper nach rechts und links, während die Füße am Boden bleiben. Wiederholen Sie diese Übung 5-mal pro Seite.
Vergessen Sie dabei nicht die regelmäßige Atmung! Ausgangsstellung und einatmen, zur Seite neigen und ausatmen!

Der menschliche Körper brauchte schon immer Bewegung!
„Alle Teile des Körpers, die eine Funktion haben, werden gesund, wohlentwickelt und altern langsam, sofern sie mit Maß gebraucht und in Arbeit geübt werden, an die man gewohnt ist. Wenn sie aber nicht benutzt werden und träge sind, neigen sie zu Krankheit, wachsen fehlerhaft und altern schnell.“
(Hippokrates, ca. 400 v. Chr.)

Viel Spaß mit den **Office** TWONES!

Office TWONES Special – Übungen am Schreibtisch

Können Sie sich vorstellen, im Büro, an Ihrem Arbeitsplatz vor dem Computer sitzend oder in der Schule zu trainieren? Ein Training, das keinem auffällt, nicht einmal den MitarbeiterInnen, die neben Ihnen sitzen? Ja, Sie werden es nicht glauben, aber mit den **Office** TWONES **Special** ist auch das möglich. Diese speziell für Büroangestellte und SchülerInnen konzipierten Bewegungen sind für die Umgebung mehr oder weniger unsichtbar und können vor dem Schreibtisch, sogar während der Büroarbeit/des Unterrichts durchgeführt werden.

Mit diesen einfachen, aber wirkungsvollen Übungen kommen Sie schnell wieder zu neuen Energien und entspannen Ihre Nacken- und Schultermuskulatur. Zudem kräftigen Sie Ihre Bauch-, Gesäß- und Oberschenkelmuskulatur und das erstaunlicherweise während Ihrer Arbeitszeit! Der Arbeitsplatz wird also zu Ihrem „Trainingsplatz“ und Sie werden – bei regelmäßigem Training – bestimmt weniger oder gar nicht unter Nacken- und Schulterverspannungen leiden. Ihre Lern- und Arbeitsleistungen werden sich wahrscheinlich verbessern, denn „Mens sana in corpore sano“ (Ein gesunder Geist in einem gesunden Körper.)

Es würde mich auch nicht wundern, wenn Sie zudem auch gesünder und frischer wirken und motivierter Ihrer beruflichen Tätigkeit nachgehen werden. Bewegung zur Belebung!

Zusammengestellt wurden dafür fünf Basis-Übungen, denen ich wieder passende Namen gegeben haben, um gleich zu wissen, welche Körperpartie aktiviert wird. Motivieren Sie Ihre MitarbeiterInnen zum gemeinsamen Training! Vielleicht haben sie gerade Lust auf „Die Denker“ oder „Die Verdreher“? Lassen Sie uns nun gleich mit den „Hebern“ beginnen.

Und los geht's! Viel Spaß mit den **Office** TWONES **Special** am Arbeitsplatz und viel Erfolg in der Schule!

Ausgangsposition für alle Office TWONES Special

Aufrechtes Sitzen am Sessel vor dem Schreibtisch. Im Idealfall sollte es ein Sessel mit Armstützen und Rückenlehne sein!

Die Heber

Die folgenden Übungen kommen zu diesem Namen „Die Heber", weil hier einzelne Körperteile, nämlich Beine und Füße gehoben bzw. angehoben werden.

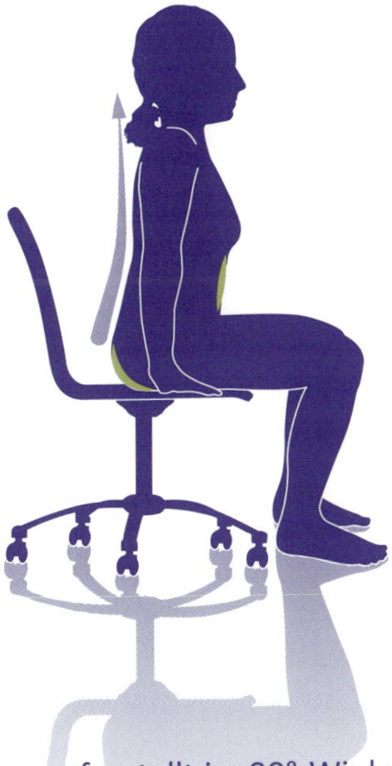

❶ Beine aufgestellt im 90°-Winkel zwischen Ober- und Unterschenkel, Hände seitlich neben den Oberschenkeln auf den Sessel legen (die Hände können auch teilweise unter den Oberschenkeln liegen) und mit gestreckten Armen und leicht vorgeneigtem, aber geradem Oberkörper aus dem Sitz herausheben. Der Kontakt zur Sitzfläche bleibt! Verharren Sie in dieser Position ca. 3–5 sec und denken Sie an die Aktivierung der Bauch- und wenn möglich auch Gesäßmuskulatur. Schultern nach hinten ziehen und Nacken lang machen. Stellen Sie sich vor, es würde Sie jemand am Kopf hochziehen wollen! Achten Sie auf Ihre regelmäßige Atmung. 5-mal wiederholen.

❷ Beine parallel aufgestellt, Hände unter die Mitte der Oberschenkel legen, Fingerspitzen schauen dabei zueinander und Ellbogen zeigen zur Seite. Jetzt bei aufrechtem Oberkörper hochdrücken und zusätzlich beide Füße vom Boden abheben. Aktivieren Sie Ihre Bauch- und Oberschenkelmuskulatur, strecken Sie Ihre Arme und bleiben Sie in dieser Position ca. 3–5 sec. Wichtig ist, in der angespannten Position einzuatmen, in der Ausgangsstellung auszuatmen. 5-mal wiederholen.

❸ Beine parallel aufgestellt, Hände unter die Oberschenkel geben, Bauch- und Gesäßmuskulatur aktivieren, Schultern aktiv nach hinten-unten ziehen, rechtes Bein anheben und linken Fuß kräftig in den Boden drücken. Halten Sie kurz diese Spannung und senken Sie dann wieder das rechte Bein. Achten Sie bei dieser Übung auf eine aufrechte Körperhaltung und ziehen Sie den Nacken lang. 5-mal wiederholen, dann Beinwechsel.

4. Beine parallel aufgestellt, Hände unter die Oberschenkel geben und rechtes Bein heben und nach vorne ausstrecken, sodass dieses parallel zum Boden verläuft. Jetzt das gestreckte Bein noch ein wenig anheben, Bauch-, Bein-, Gesäß- und Oberarmmuskulatur aktivieren und die Schultern aktiv nach hinten-unten ziehen. Verharren Sie in dieser Position ca. 3–5 sec bevor Sie das Bein wieder senken. Übung 5-mal wiederholen, dann Beinwechsel.

5. Mit den Händen in Höhe der Oberschenkel am Sessel abstützen und beide Beine anheben und ausstrecken, sodass diese parallel zum Boden verlaufen. Aktivieren Sie Ihre Bauch- und Gesäßmuskulatur und machen Sie mit den gestreckten, angespannten Beinen „Paddelbewegungen", d. h. bewegen Sie Ihre gestreckten Beine auf und ab. Ziehen Sie dabei Ihre Schultern nach hinten-unten und achten Sie auf Ihren geraden Rücken. Kurz entspannen und Übung wiederholen.

„Leiden ist ein Hinweis darauf, dass wir unser Leben anders gestalten müssen." (Dalai Lama)
Versuchen Sie Ihr Leben durch mehr körperliche Bewegung neu zu gestalten und nutzen Sie Ihre täglichen Bewegungschancen. Lernen Sie dabei Ihren Körper und sich selbst (besser) zu verstehen und fühlen Sie, was Ihnen und Ihrem Körper gut tut. Es sind keine Höchstleistungen nötig, um lange gesund und fit zu bleiben. Schon wenig Bewegung tut Ihrer Gesundheit erfreulicherweise gut. Mäßig, aber regelmäßig!

Die Denker

Bei den „Denkern" machen Sie Bewegungen, die für die Außenstehenden den Anschein erwecken, als würden Sie intensiv nachdenken. Tun Sie vielleicht auch! Auf jeden Fall wird Ihr Gehirn durch diese Übungen besser durchblutet, wodurch sich Ihre Konzentrationsleistung erhöht und Ihnen das Arbeiten bestimmt leichter fällt. Am besten gleich ausprobieren!

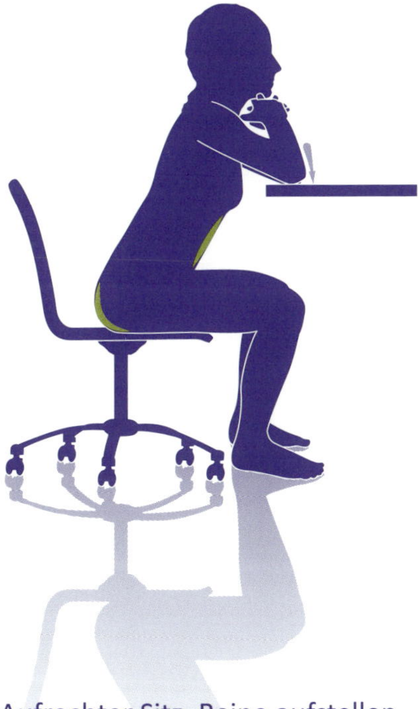

1. Aufrechter Sitz, Beine aufstellen, mit den Ellbogen auf dem Schreibtisch aufstützen und die gefalteten Hände unter das Kinn geben. Aktivieren Sie nun Ihre Bauch- und Gesäßmuskulatur und drücken Sie Ihre Ellbogen kräftig in den Schreibtisch. Bleiben Sie ca. 3–5 sec in dieser Position, entspannen Sie kurz und wiederholen Sie diese Übung 5-mal. Achtung, drücken Sie das Kinn nicht zu stark auf die Hände, sonst besteht die Gefahr, ein gerötetes Kinn zu bekommen, das sich zu einem Hämatom entwickeln könnte! Das Kinn sollte zwar die Hände berühren, aber keinen Druck ausüben! Nur mit den Ellbogen kräftig auf die Tischplatte drücken.

2. Wie Übung 1 mit den Ellbogen auf der Tischplatte aufstützen, Handflächen in Brusthöhe aneinander legen, Fingerspitzen zeigen nach oben. Üben Sie nun Druck-Gegendruck aus und aktivieren Sie dabei Ihre Bauch-, Gesäß- und Oberschenkelmuskulatur. Vergessen Sie nicht, Ihre Schultern aktiv hinunter zu ziehen und einen langen Nacken zu machen. In dieser Position ca. 3–5 sec verharren, locker lassen und 5-mal wiederholen. – Und haben Sie auch an Ihre regelmäßige Atmung gedacht? Wenn nicht in der ersten Runde, dann aber unbedingt bei den Wiederholungen.

3. Wie Übung 1, nur jetzt die Hände (Handflächen) auf die Stirn legen und

die Stirn gegen einen Widerstand in die Hände drücken. Aber bitte nicht zu fest drücken, sonst bekommen Sie vielleicht Kopfschmerzen! Auch bei dieser Übung an die Aktivierung der Bauch-, Gesäß- und Oberschenkelmuskulatur denken, die Schultern hinunterziehen und ca. 3–5 sec in dieser Position verharren. Locker lassen und 5-mal wiederholen. Sehr gut geeignet zur Kräftigung der Nackenmuskulatur!

4. Wie Übung 1 mit den Ellbogen auf dem Schreibtisch aufstützen. Legen Sie jetzt Ihre Hände (Handflächen) an die Schläfen, sodass sich der Kopf zwischen den Händen befindet und neigen Sie Ihren Kopf und Oberkörper etwas nach vorne. Aktivieren Sie Ihre Bauch- und Gesäßmuskulatur und ziehen Sie Ihre Schultern nach hinten-unten. Richten Sie Ihren Blick zur Tischplatte und drücken Sie den Kopf ca. 3 sec zusammen (aber ja nicht zu fest!). Dann locker lassen und Übung wiederholen.

5. Rechten Ellbogen auf dem Tisch aufstützen, rechte Hand (Handfläche) auf die rechte Schläfe legen und den Kopf etwas nach rechts geneigt gegen den Widerstand der rechten Hand zur rechten Seite drücken. Aktivieren Sie Ihre Bauch-, Gesäß- und Oberschenkelmuskulatur, ziehen Sie Ihre linke Schulter aktiv hinunter und verharren Sie ca. 3–5 sec in dieser Position. Lassen Sie nach der Anspannung kurz locker und wiederholen Sie diese Übung 5-mal. Die linke Hand kann währenddessen entspannt auf dem Tisch oder dem Oberschenkel liegen. Seitenwechsel.

Ein System ist nur so stark wie sein schwächstes Glied. Trainieren Sie also auch die etwas vernachlässigten Muskeln, um Ihren Körper ins muskuläre Gleichgewicht zu bringen. Wenn Muskeln nicht benutzt werden und somit zu geringe Reize erhalten, werden sie schwächer und können „schrumpfen“.

Die Fussnoten

Mit den „Fußnoten" hinterlassen Sie viele „Fußabdrücke" am Boden, indem Sie beispielsweise mit kleinen Schritten unter dem Schreibtisch vor und zurück gehen. Es empfiehlt sich, diese Übung ohne Schuhe oder nur mit flachen Schuhen zu machen.

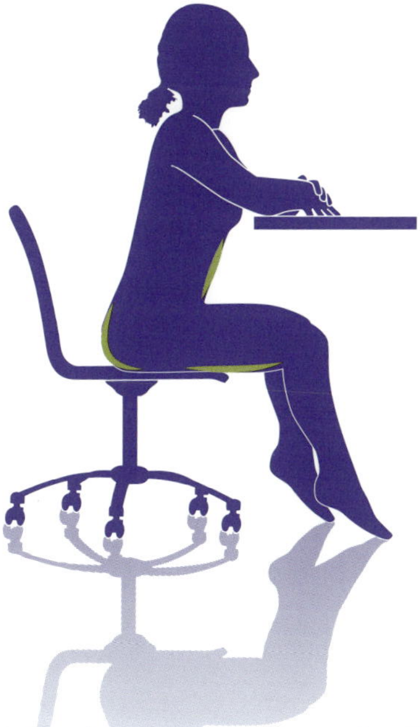

1. Aufrechter Sitz vor dem Schreibtisch, Füße hüftbreit auseinander, Hände bzw. Unterarme liegen entspannt am Schreibtisch (auf der Tastatur oder auch auf den Oberschenkeln). Aktivieren Sie nun Ihre Bauch-, Gesäß- und Oberschenkelmuskulatur, ziehen Sie Ihre Schultern hinunter und gehen Sie mit beiden Füßen in den Zehenstand. Verharren Sie kurz im Zehenstand und versuchen Sie dabei die Bänder des Fußgelenks zu dehnen. 5-mal wiederholen.

2. Wie Übung 1, jetzt aber abwechselnd mit dem rechten bzw. linken Fuß in den Zehenstand gehen, die Bauch-, Gesäß- und Oberschenkelmuskulatur aktivieren und die Schultern hinunter ziehen, mehrmals wiederholen.

3. Wie Übung 1, jetzt aber abwechselnd rechten bzw. linken Fuß in Folge leicht anheben. Denken Sie dabei an die Aktivierung der Bauch-, Gesäß- und Oberschenkelmuskulatur und ziehen Sie Ihre Schultern aktiv nach unten.

4. Gehen Sie mit kleinen Schritten und aktivierter Bauch- und Gesäßmuskulatur langsam unter Ihrem Schreibtisch nach vorne, bis Sie nur mehr mit den Zehen am Boden auftippen können und wandern Sie dann wieder zurück bis unter Ihr Gesäß. 5-mal wiederholen.

5. Wie Übung 4, jetzt aber im Fersengang (Zehen schauen nach oben) mit kleinen Schritten und aktivierter Bauch- und Gesäßmuskulatur langsam so weit wie möglich nach vorne gehen und wieder im Fersengang bis unter Ihr Gesäß zurückgehen. 5-mal wiederholen.

Die Bauchtrainer

Mit den „Bauchtrainern" trainieren Sie sehr intensiv Ihre Bauchmuskulatur – und das ganz einfach und unbeobachtet während der Büroarbeit.

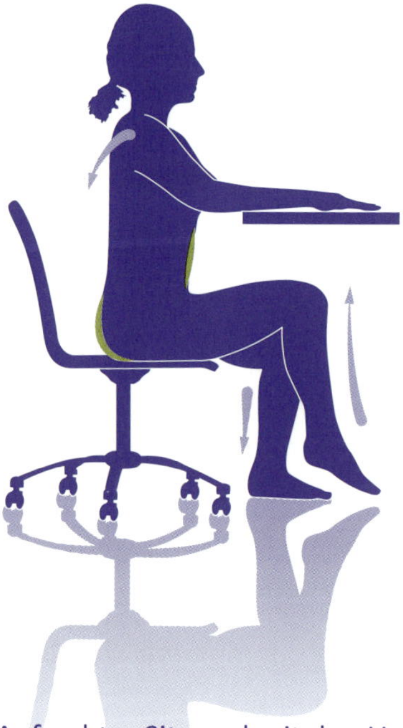

1. Aufrechter Sitz und mit den Unterarmen, die vor dem Oberkörper liegen, auf der Tischkante abstützen. Aktivieren Sie Ihre Bauch- und Gesäßmuskulatur und heben Sie Ihr rechtes Bein 5-mal leicht an. Drücken Sie währenddessen das linke Bein aktiv in den Boden und ziehen Sie Ihre Schultern aktiv hinunter. Ausgangsstellung einnehmen, dann linkes Bein 5-mal heben und senken.

2. Mit den Unterarmen auf der Tischkante abstützen, Bauch- und Gesäßmuskulatur aktivieren, Schultern runter ziehen, langen Nacken machen, und jetzt beide Beine gleichzeitig leicht heben, kurz verharren und wieder senken. 5-mal wiederholen.

3. Mit den Unterarmen auf der Tischkante abstützen, Bauch- und Gesäßmuskulatur aktivieren, beide Beine anheben und ohne den Boden zu berühren Auf- und Abwärtsbewegungen mit den im Kniegelenk angewinkelten Beinen machen, so als würden Sie wenige Zentimeter über dem Boden gehen. Schultern runter ziehen und Hohlkreuz vermeiden. „Gehen" Sie in dieser Position solange Sie Lust und Laune haben!

4. Mit den Unterarmen auf der Tischkante abstützen, rechtes Bein gestreckt nach vorne bringen, Zehen schauen nach vorne und Bauch-, Gesäß- und Oberschenkelmuskulatur aktivieren. Während das rechte Bein 5-mal hintereinander leicht angehoben wird, wird das linke aktiv in den Boden gepresst. Denken Sie daran, Ihre Schultern aktiv hinunter zu ziehen. Ausgangsposition einnehmen, Beinwechsel.

5. Mit den Unterarmen auf der Tischkante abstützen, Beine aufstellen und Oberschenkel, Knie, Unterschenkel und Füße kräftig ca. 3–5 sec gegeneinander drücken. Dabei die Bauch- und Gesäßmuskulatur aktivieren und die Schultern nach hinten-unten ziehen. Locker lassen und 5-mal wiederholen.
Als Steigerung können Sie bei dieser Übung versuchen, beide Beine leicht anzuheben und dann diesen Druck-Gegendruck auszuüben.

Bewegung bietet die Voraussetzung für optimales Lernen in der Schule und gilt als wichtiges Prinzip für ein gesundes, aktives Leben. Doch die Ergebnisse der 7. WHO-Studie zum Gesundheitsverhalten der SchülerInnen zeigen, dass lediglich 19,2 % der befragten österreichischen SchülerInnen an sieben Tagen der Woche körperlich aktiv sind und die empfohlene 60-minütige Bewegungszeit pro Tag erfüllen.
Im Sinne der Gesundheitsförderung wird Kindern und Jugendlichen geraten, an mindestens drei Tagen der Woche muskelkräftigende und knochenstärkende Bewegungsformen durchzuführen und zusätzliche Aktivitäten zur Verbesserung der Koordination und Erhaltung der Beweglichkeit auszuführen.

Die Kreuzer

Bei den „Kreuzern" trainieren Sie mit überkreuzten Beinen Ihre Bauch-, Oberschenkel-, Oberarm-, Schulter- und Rückenmuskulatur.
Auch diese Übungen sind für anwesende Personen/KollegInnen als Fitness-Übungen nicht erkennbar. Überzeugen Sie sich selbst!

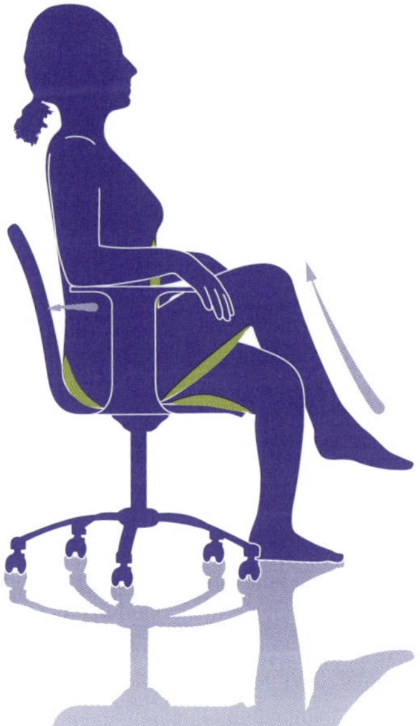

1. Aufrechter Sitz, Rücken anlehnen, Hände liegen auf den Armlehnen, Beine überkreuzen (z. B. rechtes Bein über linkes Bein). Heben Sie nun das rechte Bein leicht an und drücken Sie dabei die Lendenwirbelsäule (LWS) aktiv in die Sessellehne. Bauch-, Gesäß- und Oberschenkelmuskulatur aktivieren, Hände gegen die Armlehnen drücken, langen Nacken machen und Schultern runter ziehen. 5-mal wiederholen, Ausgangsposition, Beinwechsel.

2. Aufrechter Sitz, Rücken anlehnen, Hände liegen auf den Armlehnen, Bauch-, Gesäß- und Oberschenkelmuskulatur aktivieren, rechtes Bein über das linke Bein und linkes Bein (= „Standbein", das am Boden steht) anheben. Dabei den Rücken aktiv in die Lehne pressen, Hände gegen die Armlehnen drücken und Schultern hinunter ziehen. 5-mal wiederholen, Ausgangsstellung, Beinwechsel.

3. Wie Übung 1, rechtes Bein über das linke Bein, Beine leicht anheben und rechte Wade seitlich gegen die linke Wade pressen. Rücken gegen die Rückenlehne drücken und dabei die Hände, die auf den Armlehnen liegen, zur Hilfe nehmen. Bauch-, Gesäß- und Oberschenkelmuskulatur aktivieren und in dieser Position ca. 3–5 sec verharren. 5-mal wiederholen, Ausgangsstellung, Beinwechsel.

4. Wie Übung 1, rechtes Bein über das linke Bein und mit beiden Händen das rechte Scheinbein umfassen. Strecken

Sie Ihre Arme und versuchen Sie den rechten Unterschenkel gegen einen Widerstand zum Körper heranzuziehen. Das linke Bein wird aktiv in den Boden gedrückt. Wichtig dabei sind der aufrechte Oberkörper (kein Hohlkreuz), die nach unten gezogenen Schultern sowie die aktivierte Bauch-, Gesäß- und Oberschenkelmuskulatur und natürlich die regelmäßige Atmung. Beinwechsel.

5. Wie Übung 1, rechtes Bein über das linke Bein. Legen Sie nun den linken Unterarm auf den rechten äußeren Oberschenkel und zwar so, dass die linke Hand am Gesäß (die Finger zeigen nach hinten) und der linke Ellbogen in der Nähe des rechten Knies liegt. Dadurch muss der Oberkörper etwas nach vorne und leicht nach rechts gedreht werden. Mit der rechten Hand auf der Armlehne abstützen und mit dem linken Unterarm gegen den rechten Oberschenkel drücken. Bauch-, Gesäß- und Oberschenkelmuskulatur aktivieren, und den aufrechten Oberkörper so weit wie möglich nach rechts drehen. Eventuell linken Fuß fest in den Boden drücken und in dieser Position ca. 3–5 sec verharren. Locker lassen und Übung wiederholen.

Tipp: Bei Sesseln ohne Armlehnen Hände auf die Sitzfläche geben!

Es ist viel leichter, Muskeln zu erhalten als sie neu zu bilden. Sehen Sie Fitness und Bewegung nicht als mühsamen Kraftakt, sondern als sinnvollen, lebenslangen Weg. Bewegungsmangel in jungen Jahren hat eben seinen Preis, den Sie einige Jahrzehnte später teuer zu bezahlen haben!

3 x 7 TWONES – Aktiv und fit zwischendurch

Wenn Sie untertags, ob zuhause oder im Büro (vielleicht gibt es dort einen Ort, an dem Sie sich unbeobachtet fühlen) etwas für Bauch, Beine, Po und Arme tun wollen, dann machen Sie doch die **3 x 7** TWONES. Es sind sieben einfache, aber wirkungsvolle Übungen für Arme und Schultern, für Bauch und Bein und für Po und Bein, die im Stehen durchgeführt werden. Außerdem müssen Sie dafür nicht Ihre Business-Kleidung ablegen. In nur wenigen Minuten haben Sie mit den einfachen Armbewegungen Ihre Arm- und Schultermuskulatur bestens gekräftigt und fühlen sich wieder erfrischt und belebt.

Machen Sie diese Übungsfolge einmal vollständig durch und Sie werden ganz bestimmt alle Übungen verinnerlicht haben. – Sie können es nicht glauben? Dann überzeugen Sie sich selbst davon!

Das Geheimnis liegt darin, dass diese TWONE-Übungen einfach und logisch aufgebaut sind. Das Ziel ist nämlich, den Körper zu trainieren und nicht lange über Übungsabfolgen nachzudenken. Auch die TWONES für „Bauch und Bein" oder für „Po und Bein" sind nach einem klaren System aufgebaut, um Ihnen das Training zu erleichtern und Ihnen Zeit zu ersparen. Denn darum geht es auch bei den TWONE-Übungen. In diesem Fall aktivieren Sie zwei Körperbereiche („TWO in ONE") und das zwischendurch mit wenig Aufwand und großem Effekt.

Hätten Sie es gewusst?
Der menschliche Körper hat 639 Muskeln, die den Grundumsatz erhöhen und Fette und Kohlenhydrate verbrennen. Eine Muskelzelle ist dreimal so schwer wie eine Fettzelle, und ein Kilo Muskulatur verbrennt pro Tag ungefähr 100 Kalorien. Der beständige Muskelabbau beginnt Mitte zwanzig und ohne regelmäßiges Training schwindet jährlich etwa 1 % der Muskelmasse. Wenn Sie nicht auf Ihre körperliche Fitness achten, müssen Sie im Alter von 60 Jahren mit einem Verlust von etwa 30 % Ihrer Muskelmasse rechnen. Aus diesem Grund ist Muskeltraining eines der wirksamsten Anti-Aging-Mittel. Dadurch verringert sich der Körperfettanteil und erhöht sich der Anteil an Muskulatur. Zudem bietet Bewegung und regelmäßiges Training den besten Schutz vor der gefürchteten Osteoporose (Knochenschwund) und fördert den Zuckerstoffwechsel, womit das Risiko von Diabetes reduziert werden kann.

Kräftigung von Armen und Schultern

Ausgangsstellung

Schulterbreiter Stand, Arme hängen neben dem Körper, Finger zusammen bringen (nicht spreizen!) und Daumen an die Zeigefinger anlegen.
Bauch-, Gesäß-, Oberschenkel- und Armmuskulatur während des gesamten Bewegungsablaufes aktivieren und mit aufrechtem Oberkörper nach rechts und links pendeln. Bei der Gewichtsverlagerung nach rechts wird die linke Ferse, bei der Gewichtsverlagerung nach links die rechte Ferse angehoben, Schultern aktiv runter ziehen.

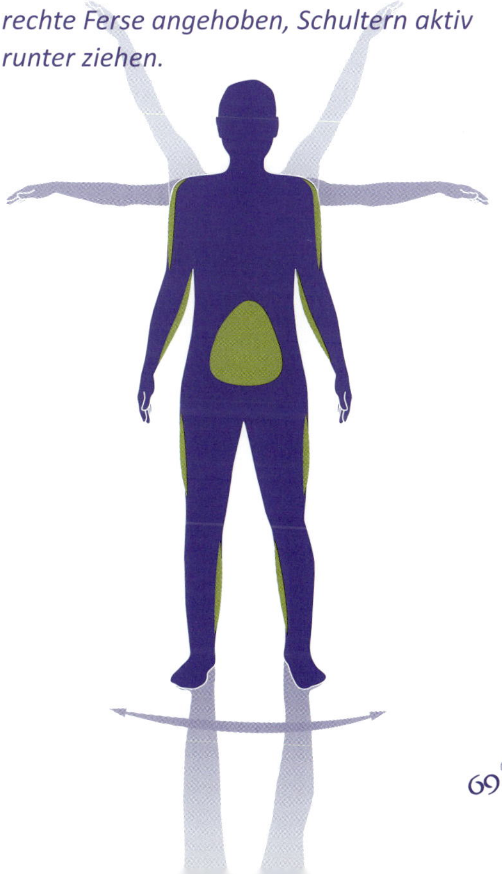

1. Die gestreckten Arme, die bis zu den Fingern angespannt sind, ziehen – mit den Handflächen zum Körper bzw. zu den Oberschenkeln gedreht – nach unten. In diesem Zustand wippen sie mit Ihren gestreckten Armen ca. 10–15 cm vom Körper entfernt in Richtung Oberschenkel. 7-mal wiederholen.

2. Die Arme, die bis zu den Fingerspitzen gestreckt sind, werden zur Seite gebracht (Arme wandern nach oben), sodass sie sich parallel zum Boden befinden. Jetzt mit den angespannten, gestreckten Armen kräftig nach unten wippen bzw. pressen. 7-mal wiederholen.
Vergessen Sie nicht die totale Körperspannung, also die Aktivierung der Bauch-, Gesäß-, Oberschenkel- und Armmuskulatur!

3. Gestreckte Arme nach oben zum Kopf bringen (Kopf befindet sich zwischen den beiden Händen, die parallel zueinander gehalten werden), Handrücken schauen zueinander. Ziehen Sie Ihre Arme aus dem Schultergelenk nach oben und wippen Sie kräftig mit angespannten Armen und Fingern zur Seite nach unten. 7-mal wiederholen.

4. Gestreckte Arme zeigen – wie in Übung 3 – nach oben, nur die Handflächen zeigen jetzt nach vorne. Arme nun aktiv aus dem Schultergelenk herausziehen und nach vorne unten wippen, ohne aber die Position sehr zu verändern, d. h. der Kopf befindet sich zwischen den nach oben gestreckten Armen. 7-mal wiederholen.

5. Arme gestreckt nach vorne bringen, sodass diese parallel zum Boden verlaufen. Ziehen Sie Ihre Arme aktiv aus dem Schultergelenk heraus und wippen Sie mit den ausgestreckten, angespannten Armen kräftig nach unten. 7-mal wiederholen.

6. Arme sind nun wieder in der Ausgangsposition (siehe Übung 1), nur die Handflächen schauen nun nach hinten. Wippen Sie nun mit den gestreckten Armen kräftig nach hinten. 7-mal wiederholen.

7. Mit den gestreckten Armen weiter nach hinten oben wandern, sodass ein Winkel von ca. 45° zwischen Armen und Körper besteht. Nun kräftig nach hinten oben wippen. Die Handflächen zeigen nach hinten-oben. 7-mal wiederholen.

8. Arme zur Seite bringen, die Handflächen zeigen nach hinten. Wippen Sie nun mit den gestreckten, angespannten Armen kräftig nach hinten. 7-mal wiederholen.

9. Gestreckte Arme nach oben, Richtung Kopf bringen, die Handflächen zeigen nach vorne. Jetzt mit den gestreckten Armen kräftig nach vorne wippen, 7-mal wiederholen.

10. Arme gestreckt nach vorne bringen, sodass diese parallel zum Boden verlaufen. Arme aus dem Schultergelenk herausziehen und kräftig nach unten wippen. 7-mal wiederholen (= Übung 5).

Jetzt wieder mit der 1. Übung beginnen und diese 10er-Reihe 3-mal wiederholen.

Kennen Sie Ihren Kalorienverbrauch? Eine 60 kg schwere Person verbraucht während einer 60-minütigen PC-Arbeit etwa 100 kcal. Nach einem einstündigen Spaziergang darf sich diese Person über einen etwa doppelt so hohen Kalorienverbrauch freuen, über rund 210 kcal. Beim Heimwerken würde eine 60 kg schwere Person ca. 190 kcal verlieren. Und wenn sie es schaffen würde, eine Stunde lang Stiegen zu steigen, hätte sie einen Verbrauch von ca. 500 kcal.

Kräftigung von Bauch und Bein

Ausgangsstellung

Aufrechter Stand, Arme neben dem Körper, Blick nach vorne, Bauchmuskulatur anspannen.

Sie können entweder die hier vorgeschlagenen Beinbewegungen alleine oder als zusätzlichen Trainingseffekt auch gemeinsam mit den in *„Kursiv"* angeführten Übungen (mit den Händen bzw. Armen) durchführen.

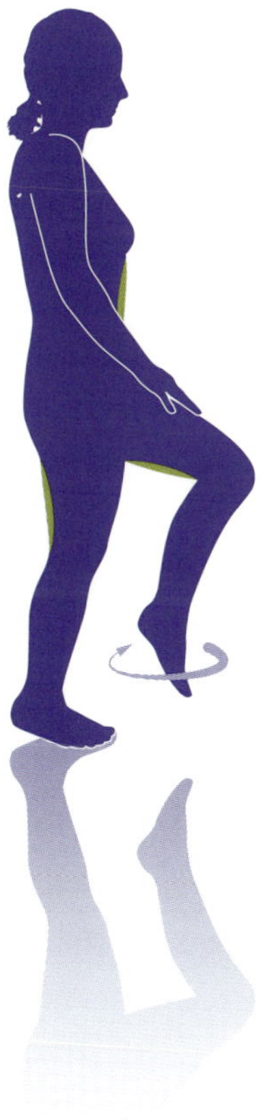

1. Rechtes Bein nach vorne, im Kniegelenk angewinkelt anheben, sodass sich der Oberschenkel parallel zum Boden befindet. In dieser Position verharren und mit dem rechten Fuß kreisen. Die rechte Hand liegt am rechten Oberschenkel, der linke Arm befindet sich neben dem Oberkörper. 7-mal im und 7-mal gegen den Uhrzeigersinn kreisen. Beinwechsel.

Arme im Ellbogengelenk anwinkeln, sodass die Unterarme parallel zum Boden verlaufen. Machen Sie nun mit Ihren Händen (aus den Handgelenken) Kreise.

2. Rechtes Bein – wie in Übung 1 – angewinkelt anheben und mit dessen Fuß bzw. Ferse kräftig nach unten pressen. Lediglich wenige Zentimeter genügen! Die rechte Hand liegt am rechten Oberschenkel, der linke Arm befindet sich neben dem Oberkörper. 7-mal wiederholen, dann Beinwechsel. Wichtig dabei sind der aufrechte Stand und die Aktivierung der Oberschenkel-, Bauch- und Gesäßmuskulatur!

Arme befinden sich angewinkelt neben dem Körper. Nun mit den Unterarmen (Handflächen schauen nach unten) kräftig nach unten pressen, die Schultern kräftig nach hinten-unten ziehen und die

Ober- und Unterarme bis zu den Fingerspitzen anspannen.

3. Nehmen Sie die Ausgangsposition wie in der 1. bzw. 2. Übung ein (d. h. das rechte Bein ist nach vorne im rechten Winkel angehoben) und schnellen Sie den rechten Unterschenkel aus der Ausgangsstellung nach vorne oben, sodass sich das rechte Bein annähernd parallel zum Boden befindet. Das rechte Bein ist bis zur Zehe gestreckt. 7-mal wiederholen, dann Beinwechsel.

Arme sind angewinkelt neben dem Körper. Mit den Händen Fäuste machen, sodass die Finger nach oben und die Handrücken nach unten schauen. Wenn das rechte Bein (annähernd) ausgestreckt wird, verlaufen die Unterarme parallel zum Boden. Dann werden sie mit Spannung nach oben zu den Oberarmen geführt, sodass die Hände nach oben zeigen. Wichtig dabei ist, dass die Arme aktiv aus dem Schultergelenk herausgezogen werden und deren Muskulatur aktiviert wird.

4. Das rechte, gestreckte Bein nach vorne bringen (ca. 45°-Winkel zwischen rechtem und linkem Bein) und nur wenige Zentimeter nach unten wippen. Das rechte Bein ist dabei bis zur Zehe gestreckt und angespannt und sollte während der Wiederholungen nicht den Boden berühren. Denken Sie an die Aktivierung der Bauchmuskulatur und den aufrechten Oberkörper. 7-mal wiederholen, dann Beinwechsel.

Beide Arme gestreckt nach vorne bringen und aktiv aus dem Schultergelenk herausziehen. Die Handflächen zeigen nach unten. Wippen Sie nun im Rhythmus mit dem rechten Bein und mit angespannter Armmuskulatur kräftig nach unten.

5. Nehmen Sie wieder die Ausgangsposition wie in Übung 1 ein (rechtes Bein anwinkeln und rechte Hand auf den rechten Oberschenkel legen). Unterschenkel (Zehen strecken) aus dem Kniegelenk zur linken Seite bewegen bzw. pendeln, wobei der Oberschenkel immer in derselben Position bleibt. 7-mal wiederholen, dann Beinwechsel.

Linken, gestreckten, angespannten Arm im selben Rhythmus mit dem rechten Unterschenkel nach oben (parallel zum Boden) bringen.

6. Wie 5. Übung, nur rechten Unterschenkel zur rechten Seite „pendeln“, aber mit Körperspannung, d. h. aktivier-

ter Bauch-, Gesäß- und Oberschenkelmuskulatur. 7-mal wiederholen, dann Beinwechsel.

Rechten, gestreckten Arm – wie in 5. Übung – seitlich nach oben bringen, linker Arm hängt entspannt neben dem Körper.

7. Rechtes, gestrecktes Bein (bis zur Zehe gestreckt) seitlich etwa 40–50 cm vom Boden anheben, die rechte Hand liegt auf dem rechten Oberschenkel. Das rechte Bein sollte während der Übungsfolge nicht den Boden berühren und der Oberkörper sollte aufrecht und nicht nach links geneigt sein.
7-mal wiederholen, dann Beinwechsel.

Beide Arme im Rhythmus mit dem rechten Bein gestreckt zur Seite nach oben bringen, die Handflächen zeigen nach unten. Spannung in den Armen aufrecht erhalten!

Machen Sie zuerst alle sieben Übungen mit dem rechten Bein und wiederholen im Anschluss die gesamte Übungsfolge mit dem linken Bein.

Berechnen Sie Ihren Body Mass Index!
Der BMI (Maßzahl zur Bewertung des Körpergewichts in Relation zur Körpergröße) berechnet sich aus dem Körpergewicht (kg) dividiert durch das Quadrat der Körpergröße (m^2) und ist abhängig vom Alter und dem Geschlecht.

BMI = Gewicht : (Größe in m)²

Beispiel: Eine Person mit einer Körpergröße von 174 cm und einem Körpergewicht von 63 kg hat einen BMI von:
$63 : (1{,}74\ m)^2 = 20{,}8$

Alter	BMI
19–24 Jahre	19–24
25–34 Jahre	20–25
35–44 Jahre	21–26
45–54 Jahre	22–27
55–64 Jahre	23–28

- **Klassifikationen:** männlich, weiblich
- **Untergewicht:** < 19, < 18,5
- **Normalgewicht:** 20–25, 19–24
- **Übergewicht:** 25–30, 24–30
- **Adipositas**: 30–40, 30–40

Kräftigung von Po und Bein

Ausgangsstellung
Aufrechter Stand, Arme neben dem Körper, Blick nach vorne.

Sie können die hier vorgeschlagenen Beinbewegungen entweder alleine oder zusammen mit den in *„Kursiv"* angeführten Übungen (mit den Händen bzw. Armen) ausführen.

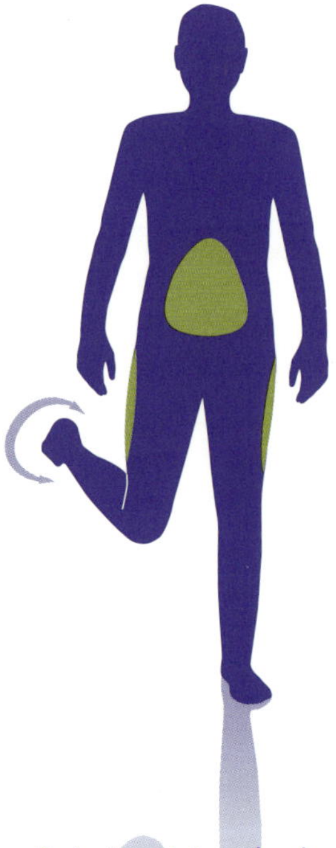

1. Rechtes Bein im Kniegelenk anwinkeln, sodass der rechte Unterschenkel horizontal zum Boden verläuft (Schienbein zeigt nach unten) und der rechte Fuß nach hinten zeigt. In dieser Position mit dem rechten Fuß kreisen. 7-mal im und 7-mal gegen den Uhrzeigersinn, dann Beinwechsel.
Achten Sie darauf, dass sich das rechte Knie in derselben Höhe mit dem linken Knie befindet! Und natürlich wieder die Bauch-, Gesäß- und Oberschenkelmuskulatur aktivieren.

Arme im Ellbogengelenk anwinkeln, sodass die Unterarme parallel zum Boden verlaufen. Machen Sie nun mit Ihren Händen (aus den Handgelenken) Kreise.

2. Rechtes Bein im Kniegelenk anwinkeln (wie in Übung 1), den rechten, nach hinten angehobenen Unterschenkel kräftig – gegen einen imaginären Widerstand – nach unten drücken, ohne dabei den Boden zu berühren. Zehen sind gestreckt. 7-mal wiederholen, dann Beinwechsel.
Wichtig dabei ist die Anspannung der Gesäß-, Bauch- und Oberschenkelmuskulatur, und – wie in Übung 1 –, dass sich das rechte Knie in derselben Höhe wie das linke Knie befindet.

Arme befinden sich angewinkelt neben dem Körper und ziehen aus dem Schultergelenk nach unten. Pressen Sie mit den Unterarmen (Handflächen schauen nach unten) kräftig nach unten, die Schultern kräftig nach hinten-unten ziehen und die Ober- und Unterarme bis zu den Fingerspitzen anspannen. Armmuskulatur aktivieren!

❸ Rechtes Bein im Kniegelenk anwinkeln, den rechten Unterschenkel (Zehen gestreckt) kräftig zum Gesäß kicken und dann wieder in die Ausgangsposition zurückkommen. 7-mal wiederholen, dann Beinwechsel.
Achten Sie dabei auf die Anspannung in Bauch-, Gesäß- und Oberschenkelmuskulatur und – wie in den ersten zwei Übungen – auf die entsprechende Kniestellung!

Wenn der Unterschenkel zum Gesäß gebracht wird, die Unterarme von unten entlang des Körpers Richtung Achseln ziehen, als wenn man etwas mit beiden Händen/Armen hochziehen möchte. Fäuste machen. Armmuskulatur aktivieren!

❹ Rechtes Bein im Kniegelenk anwinkeln und mit dem rechten, angewinkelten Bein (Zehen gestreckt) nach hinten kicken, ohne dabei den rechten Winkel zwischen Ober- und Unterschenkel aufzugeben. Gesäß- und Bauchmuskulatur anspannen. 7-mal wiederholen, dann Beinwechsel.

Ellbogen an den Körper, Fäuste machen. Beim Kick nach hinten kräftig mit den Ellbogen nach hinten ziehen. Ziehen Sie die Arme aus dem Schultergelenk nach unten! Armmuskulatur aktivieren!

❺ Rechtes Bein leicht zur Seite bringen und im Kniegelenk anwinkeln (90°-Winkel), sodass der Unterschenkel parallel zum Boden verläuft. Zehen strecken und in dieser Position das rechte Bein seitlich nach oben bringen. Denken Sie an die Anspannung in der Bauch-, Gesäß- und Oberschenkelmuskulatur! 7-mal wiederholen, dann Beinwechsel.

Arme zur Seite bringen, sodass die Oberarme parallel zum Boden verlaufen und die Unterarme nach unten hängen. Wenn das rechte Bein zur Seite nach oben gebracht wird, die Unterarme von unten nach oben führen, sodass die Oberarme weiterhin parallel zum Boden verlaufen. Armmuskulatur aktivieren!

❻ Oberkörper etwas nach vorne neigen und das bis zur Zehe gestreckte rechte Bein nach hinten anheben. Standbein leicht im Knie abwinkeln (Knie nicht durchstrecken!), rechtes Bein aus dem

Becken herausziehen und kurz in dieser Position verharren. Bauch-, Gesäß- und Oberschenkelmuskulatur aktivieren, kein Hohlkreuz machen. 7-mal wiederholen, dann Beinwechsel.

Beide Arme gestreckt nach vorne bringen und aus dem Schultergelenk herausziehen, Handflächen zeigen nach unten. Im Rhythmus mit dem rechten Bein kräftig nach oben ziehen, d. h. rechtes Bein und gleichzeitig die gestreckten Arme anheben. Armmuskulatur aktivieren!

7. Oberkörper etwas nach vorne neigen, das gestreckte, rechte Bein nach hinten anheben, im Kniegelenk anwinkeln und den Fuß nach hinten-oben kicken. Standbein leicht im Knie abwinkeln (Knie nicht durchstrecken!) und Bauch-, Gesäß- und Oberschenkelmuskulatur aktivieren.
7-mal wiederholen, dann Beinwechsel.

Arme gestreckt nach vorne bringen und wenn der rechte Fuß nach oben gekickt wird, die Hände bzw. Arme (im Ellbogengelenk abgewinkelt, Fäuste machen) zum Körper heranziehen. Achten Sie darauf, dass die Arme kräftig aus dem Schultergelenk herausgezogen werden, wenn sie nach vorne gebracht werden. Armmuskulatur aktivieren!

Der Körper des Menschen ist geschaffen, um bewegt zu werden! Tägliche Bewegung ist daher ein wichtiger Baustein für ein gesundes Leben. Erkennen Sie selbst, welches Potenzial Bewegung in sich trägt und kommen Sie aus einem ungesunden, bewegungsarmen Alltag heraus.

Achten Sie immer auf richtiges Stehen und schonen Sie Ihre Kniegelenke! Stehen Sie immer mit leicht gebeugten Knien und lassen Sie Ihre Oberschenkelmuskulatur Ihr Körpergewicht tragen.

AUTO-TWONES UND FERNSEH-TWONES

Kennen Sie bei langen Autofahrten als BeifahrerIn das Gefühl der Langeweile? Sie unterhalten sich zwar gerne mit dem Fahrer/der Fahrerin, schauen immer wieder beim Fenster raus, betrachten mehr oder weniger interessiert die Landschaft, Bäume, Gebäude und Menschen sowie vorbeifahrende Autos oder lesen die Zeitung, ein Buch oder die Straßenkarte. Und dann kommt der Zeitpunkt, wo Sie einfach nicht mehr sitzen können oder wollen und gelangweilt, vielleicht sogar (leicht) genervt in die Luft schauen und hoffen, möglichst bald das Reiseziel erreicht zu haben.

Denken Sie jetzt am besten an TWONE! Denn wenn Sie die TWONE-Übungen machen, vergeht die Zeit wie im Fluge und zudem ist sie sinnvoll genützt, also wiederum „TWO in ONE". Es handelt sich hierbei um einfache, aber wirksame Übungen von Kopf bis Fuß, also für die Schultern, Arme, Bauch, das Gesäß, Beine und Gelenke, und Sie werden keine Langeweile mehr verspüren. Sie können auch nebenbei mit den Mitreisenden sprechen und entspannt die Umgebung beobachten.

Glauben Sie mir, manche Übungen werden vom Fahrer/FahrerIn als solche gar nicht wahrgenommen. Nicht weil er/sie sich auf den Verkehr konzentrieren muss, sondern weil auch die **Auto-**TWONES zu den unsichtbaren Übungen zählen.
Machen Sie daher das Auto zum Platz für Ihr persönliches Körpertraining und steigen Sie als BeifahrerIn nach einer langen Autofahrt von Kopf bis Fuß entspannt und „trainiert" aus. Möglicherweise wird Ihnen dann sogar eine lange Autofahrt zu kurz, um alle 40 TWONE-Übungen ausüben zu können. Also am besten gleich beim Einsteigen beginnen!

Diese TWONES eignen sich auch hervorragend als Fernsehübungen. Stellen Sie sich vor, Sie schauen einen Film an und machen nebenbei Ihr Work-out. Also 60 oder gar 90 Minuten „Film- und Fernsehgymnastik"! Sie brauchen daher kein schlechtes Gewissen mehr zu haben, wenn Sie länger vor dem Fernseher sitzen, da Sie ohnehin körperlich aktiv sind. Fernsehen wird somit zu einer „gesunden Freizeitbeschäftigung", sofern auf Chips, Schokolade oder dergleichen verzichtet wird und fleißig die TV TWONES gemacht werden. Und los geht's!

Übungen für BeifahrerInnen/ beim Fernsehen

Übungen von Kopf bis Fuß:
Achten Sie bei diesen Übungen auf eine regelmäßige Atmung und spannen Sie – wenn immer möglich – die Bauch-, Gesäß- und Oberschenkelmuskulatur an.

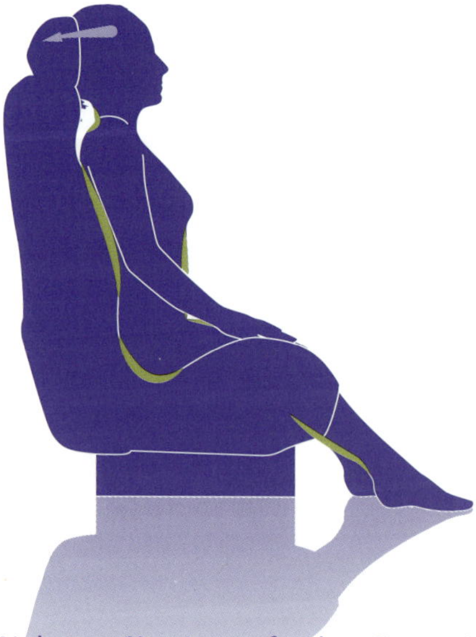

1. Nehmen Sie eine aufrechte Sitzposition ein, drücken Sie den Kopf gegen die Kopfstütze und verharren Sie ca.
3–5 sec in dieser Position. Locker lassen und Übung wiederholen. Zur Aktivierung der Nackenmuskulatur.
Zusätzlich kann auch die Bauch- und Gesäßmuskulatur angespannt werden, um den Trainingseffekt zu erhöhen.

2. Drehen Sie Ihren Kopf zur rechten Seite, drücken Sie die rechte Gesichtshälfte (Höhe Schläfe) gegen die Kopfstütze und verharren Sie ca. 3–5 sec in dieser Position. Locker lassen und Kopf zur linken Seite drehen. Zur Aktivierung der Nackenmuskulatur.
Zusätzlich kann auch hier die Bauch- und Gesäßmuskulatur angespannt werden, um den Trainingseffekt zu erhöhen.

3. Drehen Sie Ihren Kopf so weit wie möglich nach rechts, verharren Sie ca. 3–5 sec in dieser Position und ziehen Sie dabei die linke Schulter kräftig hinunter. Drehen Sie dann den Kopf langsam und so weit wie möglich nach links und drücken Sie die rechte Schulter hinunter. Vergessen Sie nicht, die Bauch- und Gesäßmuskulatur zu aktivieren.

4. Neigen Sie Ihren Kopf so weit wie möglich nach hinten und richten Sie Ihren Blick nach oben, sodass eine kräftige Dehnung im Hals zu spüren ist. Ziehen Sie jetzt beide Schultern aktiv nach unten, um diese Dehnung zu verstärken und verharren Sie ca. 3–5 sec in dieser Position.
Neigen Sie dann den Kopf langsam so weit wie möglich nach vorne, schauen Sie nach unten und ziehen Sie dabei die Schultern kräftig nach hinten-unten. In

dieser Position ca. 3–5 sec verharren. Spüren Sie nun die Spannung im Nackenbereich.

5. Neigen Sie Ihren Kopf zur rechten Seite bzw. versuchen Sie Ihr rechtes Ohr auf die rechte Schulter zu legen und ziehen Sie dabei die linke Schulter nach unten. Verharren Sie ca. 3–5 sec in dieser Position, neigen Sie dann den Kopf zur linken Seite und ziehen Sie Ihre rechte Schulter hinunter. Verharren Sie wieder ca. 3–5 sec in dieser Position.

6. Ziehen Sie Ihre Schultern kräftig nach hinten-unten, machen Sie Ihren Nacken lang, aktivieren Sie Ihre Bauch- und Gesäßmuskulatur und verharren Sie ca. 3–5 sec in dieser Position.

7. Ziehen Sie abwechselnd Ihre rechte bzw. linke Schulter nach unten und neigen Sie dabei den Oberkörper leicht nach rechts bzw. links. Wenn der Oberkörper nach rechts geneigt wird, die rechte Schulter runter ziehen und den Kopf nach links neigen. Spüren Sie die Dehnung in der Halswirbelsäule und vergessen Sie nicht die Aktivierung der Bauch- und Gesäßmuskulatur.

8. Machen Sie große Kreise mit Ihren Schultern – nach vorne und nach hinten, und denken Sie dabei an die Aktivierung Ihrer Bauch- und Gesäßmuskulatur.

9. Legen Sie Ihre Hände in den Nacken, drücken Sie diesen kräftig gegen die Hände und mit den Händen dagegen. Bauch- und Gesäßmuskulatur aktivieren, in dieser Position ca. 3–5 sec verharren und wiederholen.

10. Legen Sie Ihre rechte Hand auf die Stirn und die linke Hand in den Nacken und üben Sie jetzt Druck und Gegendruck aus. Bauch- und Gesäßmuskulatur aktivieren, Schultern runter drücken, locker lassen und wiederholen.

11. Stellen Sie Ihre Beine auf, geben Sie Ihre Hände neben den Oberschenkeln auf die Sitzfläche und drücken Sie sich mit gestreckten Armen aus dem Sitz heraus. Bauch- und Gesäßmuskulatur aktivieren, Oberkörper etwas nach vorne neigen und ca. 3–5 sec in dieser Position verharren. Entspannen und wiederholen.

12. Bringen Sie Ihre Arme abwechselnd gestreckt nach vorne und spannen Sie dabei Ihre Oberarmmuskulatur aktiv an, Arme aktiv aus dem Schultergelenk herausziehen, Bauch- und Gesäßmuskulatur aktivieren, mehrmals wiederholen.

13. Bringen Sie Ihre Arme gestreckt nach vorne, aktivieren Sie diese bis zu den Fingerspitzen und „paddeln" Sie mit ihnen (Auf- und Abwärtsbewegungen mit den Armen). Drücken Sie dabei Ihre LWS kräftig gegen die Rückenlehne und vergessen Sie nicht, Ihre Bauch- und Gesäßmuskulatur zu aktivieren.

14. „Paddeln" Sie nun mit gestreckten Armen und Beinen gleichzeitig und aktivieren Sie dabei Ihre Oberschenkel- und Bauchmuskulatur.

15. Nehmen Sie eine aufrechte Sitzposition ein, drücken Sie Ihre Wirbelsäule (LWS) kräftig gegen die Rückenlehne, ziehen Sie Ihre Schultern hinunter, aktivieren Sie Ihre Bauch- und Gesäßmuskulatur und verharren Sie ca. 3–5 sec in dieser Position. Locker lassen und wiederholen.

16. Wie Übung 15 (Wirbelsäulenübung), drücken Sie zusätzlich beide Beine kräftig in den Boden.

17. Wie Übung 15 (Wirbelsäulenübung), pressen Sie zusätzlich kräftig Ober- und Unterschenkel sowie Füße aneinander. Ca. 3–5 sec verharren, ausatmen und wiederholen.

18. Neigen Sie Ihren Oberkörper etwas nach vorne und machen Sie mit dem Becken kleine Kreise (im und gegen den Uhrzeigersinn). Aktivieren Sie dabei Ihre Bauch- und Gesäßmuskulatur. Zur Stärkung der Lendenwirbelsäule.

19. Neigen Sie Ihren Oberkörper etwas nach vorne und machen Sie mit dem gesamten Oberkörper Kreise. Der Rücken ist dabei gerade, die Schultern sind nach hinten-unten gezogen und Ihre Bauch-, Rumpf- und Gesäßmuskulatur ist aktiviert. Zur Aktivierung der Wirbelsäulenmuskulatur.

20. Stellen Sie Ihre Beine auf, lehnen Sie Ihren Rücken an, winkeln Sie Ihre Oberarme an (90°-Winkel zwischen Ober- und Unterarm) und pressen Sie diese kräftig gegen die Rückenlehne. Vergessen Sie nicht, Ihre Bauch- und Gesäßmuskulatur zu aktivieren, machen Sie einen langen Nacken und verharren Sie ca. 3–5 sec in dieser Position. Wiederholen.

21. Nehmen Sie eine aufrechte Sitzposition ein, spannen Sie Ihre Bauch- und Gesäßmuskulatur an, ziehen Sie Ihre Schultern aktiv hinunter, machen Sie einen langen Nacken und verharren Sie kurz in dieser Position. Locker lassen und wiederholen.

22. Nehmen Sie eine aufrechte Sitzposition ein, stellen Sie beide Beine auf, heben Sie Ihr rechtes Bein (im Kniegelenk angewinkelt) leicht vom Boden an (wenige Zentimeter genügen), aktivieren Sie Ihre Bauch- und Gesäßmuskulatur, pressen Sie Ihre LWS in die Rückenlehne und verharren Sie ca. 3–5 sec in dieser Position. Stellen Sie Ihr rechtes Bein wieder auf und heben Sie nun Ihr linkes Bein an. Verharren Sie kurz in dieser Position und wiederholen Sie diese Übung.

23. Wie Übung 22, nur die Beine abwechselnd und fortlaufend heben und senken, so als wollten sie gehen (ohne kurz zu verharren). Bauch- und Gesäßmuskulatur aktivieren, LWS gegen die Rückenlehne drücken und Schultern runter ziehen.

24. Stellen Sie Ihre Beine auf und gehen Sie mit kleinen Schritten langsam nach vorne, bis Sie die Innenwand vor dem Beifahrersitz erreicht haben, und gehen Sie dann langsam wieder zurück. Bauch- und Gesäßmuskulatur aktivieren.

25. Stellen Sie Ihre Beine auf, legen Sie Ihre Hände neben die Oberschenkel, heben Sie beide Beine gleichzeitig an und drücken Sie sich mit den Armen kräftig ab. Denken Sie daran, Ihre Schultern nach hinten-unten zu ziehen und Ihre Bauch- und Gesäßmuskulatur zu aktivieren. Übung wiederholen.

26. Nehmen Sie eine aufrechte Sitzposition ein, stellen Sie Ihre Beine auf, aktivieren Sie Ihre Bauch- und Gesäßmuskulatur und drücken Sie abwechselnd den rechten bzw. linken Fuß in den Boden. Wenn der rechte Fuß in den Boden gedrückt wird, wird die vordere Oberschenkelmuskulatur des rechten Beines aktiviert und der linke Fuß ganz leicht, d. h. nur wenige Zentimeter, angehoben. Beinwechsel.

27. Strecken Sie Ihre Beine aus und drücken Sie diese kräftig gegen den Boden bzw. die vordere Innenwand im Auto. Drücken Sie nun Ihre obere Wirbelsäule gegen die Rückenlehne, aktivieren Sie Ihre Bauchmuskulatur, heben Sie Ihr Gesäß an und aktivieren Sie die Gesäßmuskulatur.

28. Strecken Sie Ihre Beine aus und machen Sie mit ihnen kleine „Paddelbewegungen“. Bauch- und Gesäßmuskulatur aktivieren.

29. Stellen Sie Ihre Beine auf, umfassen Sie mit beiden Händen Ihr rechtes Knie und ziehen Sie dieses mit gestreck-

ten Armen Richtung Körper. Das Knie zieht jedoch kräftig nach vorne-unten. Bauch-, Gesäß- und Oberschenkelmuskulatur aktivieren, Schultern runter ziehen und ca. 3–5 sec in dieser Position verharren. Locker lassen und wiederholen. Beinwechsel.

30. Wie Übung 29, nur das Bein etwas weiter zum Oberkörper heranziehen, sodass die Arme im Ellbogengelenk leicht angewinkelt sind. Ziehen Sie das Bein mit angewinkelten Armen zum Oberkörper und drücken Sie das Schienbein gegen Ihre Hände. Aktivieren Sie Ihre Bauch- und Gesäßmuskulatur und ziehen Sie Ihren Nacken lang. Zur Dehnung der Schultermuskulatur und Kräftigung der Oberarmmuskulatur. Beinwechsel.

31. Stellen Sie Ihre Beine auf und schließen Sie diese. Legen Sie Ihre Hände seitlich an die Oberschenkel und versuchen Sie jetzt Ihre Beine zu öffnen, während Ihre Hände dagegen drücken. Bauch-, Gesäß- und Oberschenkelmuskulatur aktivieren, langen Nacken machen und Oberkörper aufrichten. Wiederholen.

32. Überkreuzen Sie Ihre Beine, aktivieren Sie Ihre Bauch- und Gesäßmuskulatur, stützen Sie sich mit Ihren Händen seitlich auf dem Sitz ab und heben Sie das „Standbein" nun langsam vom Boden an. Schultern hinunter drücken und Bein wieder senken. Beinwechsel.

33. Stellen Sie Ihre Beine auf, heben Sie ein Bein leicht an und kreisen Sie mit diesem Fuß. LWS in die Rückenlehne drücken und Bauch- und Gesäßmuskulatur aktivieren. Beinwechsel.

34. Heben Sie beide Beine an und kreisen Sie mit beiden Füßen gleichzeitig. Stützen Sie sich dabei mit den Händen seitlich auf dem Sitz ab, aktivieren Sie Ihre Bauchmuskulatur und ziehen Sie Ihre Schultern nach hinten-unten.

35. Strecken Sie Ihre Beine aus und krümmen Sie kräftig Ihre Zehen, d. h. Zehen anspannen und wieder locker lassen. Dabei Bauch- und Gesäßmuskulatur aktivieren. Mehrmals wiederholen.

36. Stellen Sie Ihre Beine auf und gehen Sie abwechselnd mit dem rechten bzw. linken Fuß in den Zehenstand. Bauch- und Gesäßmuskulatur aktivieren. Spüren Sie die Spannung im vorderen Fußgelenk!

37. Wie Übung 36, nur mit beiden Füßen gleichzeitig in den Zehenstand gehen. Bauch- und Gesäßmuskulatur aktivieren,

Fersen wieder senken und mehrmals wiederholen.

38. Stellen Sie Ihre Beine auf und drücken Sie jetzt beide Fersen (nicht den ganzen Fuß!) auf den Boden. Ziehen Sie Ihre Zehen kräftig nach oben und wandern Sie im „Fersengang" langsam nach vorne und wieder zurück. Bauch- und Gesäßmuskulatur aktivieren.

39. Stellen Sie Ihre Beine auf, Ihre Füße auf die Außenkante und wandern Sie auf den Außenkanten – so wie in Übung 38 – nach vorne und wieder zurück.

40. Stellen Sie Ihre Beine auf, Ihre Füße auf die Innenkante und wandern Sie auf den Innenkanten – so wie in Übung 38 – nach vorne und wieder zurück.

Hätten Sie gewusst, dass ein Baby im Krabbelalter rund 185 Meter pro Tag auf allen Vieren zurücklegt, ein kleiner Läufer etwa 9.000 Schritte am Tag macht und bis zu seinem zweiten Geburtstag schon bis zu 28 km gekrabbelt und bis zu 900 km gelaufen sein wird. Bewegung ist insbesondere in den ersten Lebensjahren für die ganzheitliche Entwicklung von unschätzbarem Wert. So wird Schritt für Schritt die Umwelt erobert. Erschreckend ist jedoch, dass immer mehr Kinder zu Übergewicht und Fettsucht neigen und unter Koordinations- und Aufmerksamkeitsstörungen leiden. Die traurige Tatsache dabei ist, dass sich schon in den ersten beiden Lebensjahren viele Kinder zu wenig oder nicht richtig bewegen.

Übungen für LenkerInnen

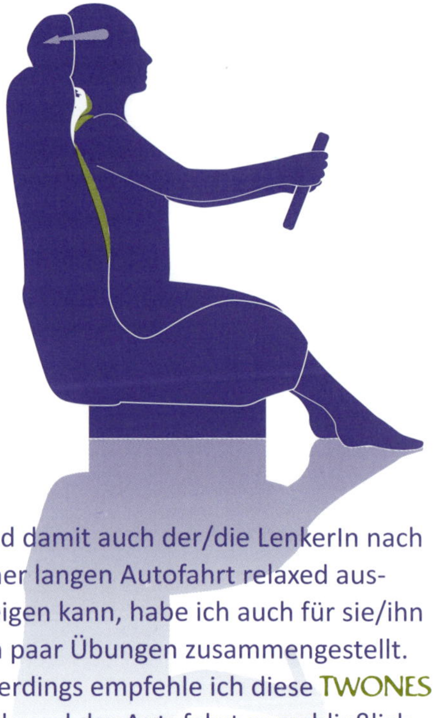

Und damit auch der/die LenkerIn nach einer langen Autofahrt relaxed aussteigen kann, habe ich auch für sie/ihn ein paar Übungen zusammengestellt. Allerdings empfehle ich diese TWONES während der Autofahrt ausschließlich geübten AutofahrerInnen, aber allen bei (langen) Wartezeiten vor geregelten Kreuzungen oder bei Staus. Aber bitte immer mit Vorsicht auf den Straßenverkehr!

Sie werden sehen, diese Übungen – während Autofahrten zwischendurch gemacht – wirken wunderbar auf Ihren Körper, vor allem auf Ihre Nacken- und Schultermuskulatur sowie für die Wirbelsäule.

Und wenn Sie bei langen Fahrten Pausen machen, dann bieten sich auch die Waiting TWONES an, die ich im nächsten Kapitel vorstellen werde.
Freuen Sie sich schon auf Ihre nächste Autofahrt und trainieren Sie Ihre Nacken- und Schultermuskulatur. „Three – two – one, TWONE!"

1. Kopf gegen die Kopfstütze pressen und in dieser Position kurz verharren, dann wieder locker lassen. Zur Stärkung der Nackenmuskulatur.

2. Kopf zur rechten Seite neigen und die linke Schulter hinunter ziehen. Dann Kopf zur linken Seite neigen und die rechte Schulter runter ziehen, also Ohr zur Schulter. Zur Stärkung der Nackenmuskulatur.

3. Kopf langsam, aber soweit wie möglich zur rechten Seite drehen, zur Mitte kommen, zur linken Seite drehen und wieder zurück zur Mitte kommen.
Zur Stärkung der Nackenmuskulatur.
Bitte nicht während der Fahrt!

4. Kopf nach vorne neigen und die Schultern nach hinten unten ziehen. Zur Stärkung der Nackenmuskulatur.
Bitte nicht während der Fahrt!

5. LWS gegen die Rückenlehne pressen und in dieser Position kurz verharren. Locker lassen und wiederholen.

6. Schultern kräftig runter ziehen, langen Nacken machen und in dieser Position kurz verharren. Locker lassen und wiederholen.

7. LWS gegen die Rückenlehne pressen und die Schultern kräftig nach unten ziehen. In dieser Position kurz verharren, wieder locker lassen und wiederholen (Kombination aus Übung 5 + 6).

8. Arme anwinkeln und die Ellbogen bzw. Oberarme aktiv gegen die Rückenlehne pressen. Bauchmuskulatur aktivieren, Schultern runter ziehen, langen Nacken machen und in dieser Position kurz verharren. Locker lassen und wiederholen.
Bitte nicht während der Fahrt!

9. Mit den Schultern kreisen, von vorne nach hinten und von hinten nach vorne. Bauchmuskulatur aktivieren.

10. Die Arme über den Kopf, rechte Hand fasst die linke Hand, Ellbogen zeigen nach außen. Arme jetzt aus dem Schultergelenk kräftig herausziehen und wenn möglich aufrecht sitzen.
Bitte nicht während der Fahrt!

Diese Übungen wurden zum Teil bereits bei den „Übungen für den Beifahrer“ vorgestellt. Zur besseren Übersicht habe ich bewusst ein paar TWONES **im Auto** speziell für den Fahrer herausgenommen. Und wann immer Sie können, versuchen Sie Ihre Bauch-, Gesäß- und Oberschenkelmuskulatur zu aktivieren! Wenn Sie ein sehr versierter Autofahrer sind, können Sie während der Auto(bahn)fahrt auch Übungen mit dem linken Bein (sofern das nicht für das Gaspedal zuständig ist) machen. Aber bitte immer mit Vorsicht!

- angewinkeltes, aufgestelltes Bein leicht heben und senken
- gestrecktes Bein leicht heben und senken
- mit dem Fuß kreisende Bewegungen machen
- „Ferse-Spitze“, d. h. abwechselnd zeigen die Zehen bzw. die Fersen nach vorne
- Zehen kräftig zusammenkrümmen, wieder locker lassen

Gute, sichere Fahrt mit den TWONES **im Auto!**

Waiting TWONES – Aktives Warten

Haben Sie sich schon mal überlegt, wie viel Zeit Sie täglich mit Warten verbringen? Warten im Sitzen oder Stehen, warten auf den Bus, die Straßenbahn, den Zug, warten auf das Essen im Restaurant, warten auf den Spielfilm im Fernsehen, warten im Kino oder Theater, warten, dass Ihr Kind endlich aus der Schule rauskommt und Sie nach Hause fahren können und dergleichen.

Seien Sie nicht genervt, sondern nützen Sie auch diese Zeit für ein wenig Bewegung. Die **Waiting** TWONES eignen sich hervorragend für diese „Leerläufe", die dann keine mehr sind. Und haben Sie keine Angst davor, dass man Sie beim Trainieren vor der Straßenbahnhaltestelle oder in der U-Bahn beobachten könnte. Es wird keinem auffallen, außer TWONERS mit geschultem Auge. Die **Waiting** TWONES zählen nämlich auch zu den „Invisibles", den fast unsichtbaren Übungen, und deswegen sind sie auch sehr beliebt bei Alt und Jung, Mann und Frau, Trainierten und Untrainierten.

Zudem können die **Waiting** TWONES im Sitzen auch während des Fernsehens und manche sogar beim Lesen ganz wunderbar durchgeführt werden.

In diesem Kapitel finden sich auch viele wertvolle Anregungen für Bewegungspausen während des Unterrichts, um die ganzheitliche Entwicklung von Kindern und Jungendlichen zu fördern. Lassen Sie die Kinder einmal beim Lernen gehen oder im (halben) Zehenstand wippen!

Nützen Sie diese Situationen, aber warten Sie nicht mehr inaktiv, sondern machen Sie dann gleich die **Waiting** TWONES. Los geht's!

Wie hoch ist Ihr Grund- und Gesamtenergieumsatz?
Der Grundumsatz ist jene Energiemenge, die der Körper pro Tag bei völliger Ruhe, bei einer Indifferenztemperatur (Umgebungstemperatur) von 28 °C und nüchtern zur Aufrechterhaltung seiner Funktion benötigt. Sie können Ihren Grundumsatz durch regelmäßiges Training steigern. Eine bekannte Formel zur Berechnung hierfür ist die Harris-Benedict-Formel.

Berechnung Grundumsatz:

Frauen

GU = 655 + (9,6 x Gewicht in kg) + (1,8 x Größe in cm) – (4,7 x Alter in Jahren)

Beispiel:
35-jährige Frau mit einer Körpergröße von 170 cm und einem Gewicht von 60 kg:
GU = 655 + (9,6 x 60) + (1,8 x 170) – (4,7 x 35) = 1372,5 kcal

Männer

GU = 66 + (13,7 x Gewicht in kg) + (5 x Größe in cm) – (6,8 x Alter in Jahren)

Der Gesamtenergieumsatz ist jene Energiemenge, welche pro Tag benötigt wird, um das Gewicht zu halten, nicht aber zu reduzieren. Als zusätzlicher Faktor wird hierfür der Aktivitätsgrad verwendet.

Grundumsatz x Aktivitätsfaktor:

- **sehr leicht: GU x 1,2,**
- **normale Aktivität: GU x 1,3,**
- **mäßig aktiv: GU x 1,4,**
- **aktiv: GU x 1,6,**
- **stark aktiv: GU x 1,9**

Beispiel:
Eine 35-jährige Frau (170 cm, 60 kg) hat im Ruhezustand einen Grundumsatz von etwa 1370 kcal. Arbeitet sie sitzend und nur wenig aktiv, beträgt ihr Gesamtumsatz demnach etwa 1900 kcal pro Tag (1370 x 1,4).

Im Stehen

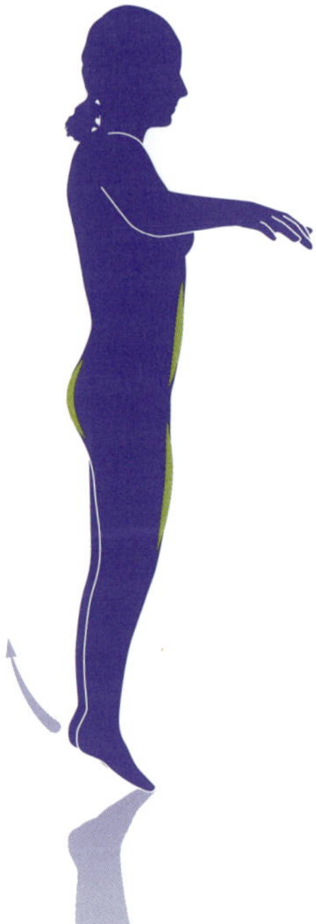

❶ Gehen Sie in den halben Zehenstand, aktivieren Sie Ihre Bauch-, Gesäß- und Oberschenkelmuskulatur und verharren Sie kurz in dieser Position. Sie können auch im halben Zehenstand leicht wippen oder gehen. Entspannen und wiederholen.

❷ Gehen Sie langsam in den Zehenstand hoch und „rollen" dann langsam wieder aus dem Zehenstand nach unten. Bauch-, Gesäß- und Oberschenkelmuskulatur aktivieren.

❸ Setzen Sie Ihren rechten Fuß schulterbreit nach vorne und verlagern Sie Ihr Gewicht auf das linke Standbein. Bein-, Bauch- und Gesäßmuskulatur anspannen und rechtes, gestrecktes Bein leicht nach vorne anheben (wenige Zentimeter). Ziehen Sie dabei Ihre Schultern aktiv nach unten. Übung wiederholen, dann Beinwechsel.
Achtung: Standbein nicht durchstrecken, sondern ganz leicht beugen!

❹ Schulterbreiter Stand und Gewichtsverlagerung auf das linke Bein. Bein-, Bauch- und Gesäßmuskulatur aktivieren und rechtes, gestrecktes Bein seitlich leicht anheben. Ziehen Sie Ihre Schultern aktiv nach unten! Übung wiederholen, dann Beinwechsel.
Achtung: Standbein nicht durchstrecken, sondern ganz leicht beugen!

❺ Setzen Sie Ihren rechten Fuß schulterbreit nach hinten, sodass die Zehenspitzen den Boden berühren. Aktivieren Sie nun Ihre Bein-, Bauch- und Gesäßmuskulatur, heben Sie Ihr rechtes, gestrecktes Bein leicht nach hinten-oben an und ziehen Sie dabei die Schultern aktiv nach unten. Wiederholen, Beinwechsel.
Achtung: Standbein nicht durchstrecken, sondern ganz leicht beugen!

6. Setzen Sie Ihr rechtes Bein gestreckt nach vorne und „pendeln“ Sie mit Ihrem ganzen Körper vor und zurück. Bei der Gewichtsverlagerung auf den vorderen Fuß wird die Ferse des hinteren Fußes stark angehoben. Wenn das Gewicht auf dem hinteren Bein ist, wird die Ferse des vorderen Fußes leicht angehoben. Beinwechsel.
Achten Sie auch hier auf die Anspannung der Bauch-, Gesäß- und Oberschenkelmuskulatur!

7. Schulterbreiter Stand, Bauch- Gesäß- und Oberschenkelmuskulatur aktivieren und nach rechts und links pendeln. Bei der Gewichtsverlagerung nach rechts hebt sich die linke Ferse, bei der Gewichtsverlagerung nach links hebt sich die rechte Ferse. Ziehen Sie Ihre Schultern aktiv nach unten.

8. Schulterbreiter Stand, Gewicht auf den rechten Fuß verlagern. Gehen Sie nun in den (halben) Zehenstand und verlagern Sie langsam das Gewicht von rechts auf links. Kommen Sie dann wieder zur Mitte und verlagern Sie Ihr Gewicht auf beide Füße. Gehen Sie dann wieder in den (halben) Zehenstand und verlagern Sie Ihr Gewicht wieder auf den rechten Fuß. Wichtig dabei ist die Aktivierung der Bauch-, Gesäß- und Oberschenkelmuskulatur!

9. Machen Sie mit den Füßen am Boden Kreise, ohne jedoch die Füße zu heben, d.h. verlagern Sie das Gewicht auf die Fußaußenkante, dann auf die Ferse, dann auf die Innenkante, dann auf die Zehen und wieder auf die Außenkante. Aktivieren Sie dabei Ihre Bauch-, Gesäß- und Oberschenkelmuskulatur, achten Sie auf Ihren aufrechten Oberkörper und bewegen Sie Ihren Oberkörper mit den Kreisbewegungen mit.

10. Bringen Sie Ihre Arme nach hinten und verschränken Sie Ihre Hände hinter dem Rücken. Heben Sie nun Ihre gestreckten Arme leicht nach hinten-oben an, aktivieren Sie Ihre Bein-, Bauch- und Gesäßmuskulatur, ziehen Sie Ihre Schultern nach unten und pressen Sie Ihre Schulterblätter kräftig zusammen. Verharren Sie in dieser Position ca. 3–5 sec und wiederholen Sie diese Übung.

Bewegung, nämlich intensives Ausdauertraining, kann das Sterberisiko um bis zu 40% senken.
Leichte bis mäßig intensive Alltagsaktivitäten (gehen, Rad fahren, Hausarbeit usw.) vermindern im Vergleich zu keiner Bewegung das Sterberisiko um 4%. Bei mäßig intensiven Freizeitaktivitäten (tanzen, schwimmen, Nordic Walking usw.) sind es sogar 6%.

Im Sitzen

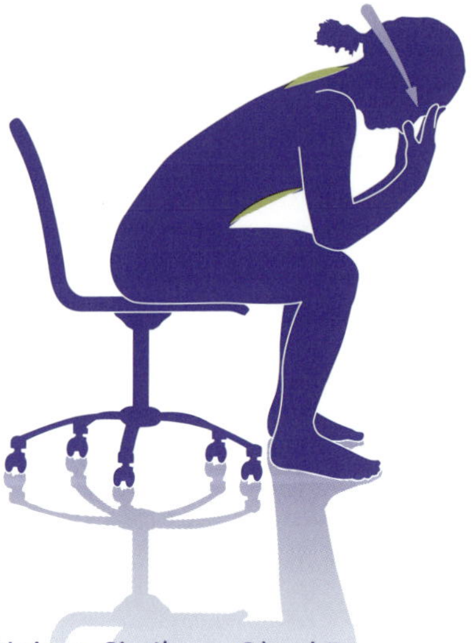

❶ Neigen Sie Ihren Oberkörper vor und stützen Sie Ihre Ellbogen leicht auf den Oberschenkeln (Nähe Knie) auf. Legen Sie nun beide Hände auf die Stirn, sodass die Finger nach oben zeigen und drücken Sie die Stirn gegen die Hände. Aktivieren Sie dabei die Nacken- und Bauchmuskulatur.

❷ Aufrechter Sitz, beide Hände unter die Oberschenkel legen und auf die Handrücken setzen. Drücken Sie sich nun mit beiden Händen und gestreckten Armen aus dem Sitz heraus. Aktivieren Sie dabei Ihre Bauch-, Gesäß- und Oberschenkelmuskulatur, ziehen Sie Ihre Schultern nach hinten-unten, richten Sie Ihren Blick nach vorne und verharren Sie kurz in dieser Position. Locker lassen und wiederholen.

❸ Aufrechter Sitz und Beine aufstellen. Drücken Sie Ihre Wirbelsäule gegen die Rückenlehne und aktivieren Sie Ihre Bauch-, Gesäß- und Oberschenkelmuskulatur. Geben Sie zur Verstärkung dieser Übung beide Hände auf die Armlehnen (wenn vorhanden) und drücken Sie dagegen, um die Wirbelsäule noch kräftiger gegen die Rückenlehne pressen zu können.

❹ Aufrechter Sitz und Beine aufstellen. Drücken Sie Ihre Wirbelsäule gegen die Rückenlehne und heben Sie Ihr rechtes Bein vom Boden ab. Aktivieren Sie dabei Ihre Bauch- und Oberschenkelmuskulatur, drücken Sie Ihr linkes Bein aktiv in den Boden und verharren Sie ca. 3–5 sec in dieser Position. Wiederholen, dann Beinwechsel.

❺ Wie Übung 4, nur mehrmals hintereinander rechtes Bein heben und wieder senken, ohne den Boden zu berühren. Das linke Bein dabei aktiv in den Boden drücken, dann Beinwechsel.

❻ Strecken Sie Ihre Beine aus und „paddeln“ Sie mit Ihren Beinen, d.h. machen

Sie Auf- und Abwärtsbewegungen mit den Beinen. Vergessen Sie nicht, Ihre Bauch- und Beinmuskulatur zu aktivieren.

7. Aufrechter Sitz, Beine ausstrecken und leicht anheben. Überkreuzen Sie Ihre Beine, sodass das rechte Bein über dem linken Bein liegt. Das rechte obere Bein drückt nun kräftig gegen das linke untere Bein. Verharren Sie kurz in dieser Position und denken Sie an die Atmung. Grundstellung einnehmen, Übung wiederholen, dann Fußwechsel. Und vergessen Sie nicht, die Bauch-, Gesäß- und Oberschenkelmuskulatur zu aktivieren!

8. Aufrechter Sitz, mit beiden Händen und gestreckten Armen das rechte Knie umfassen und zum Oberkörper heranziehen. Drücken Sie Ihr Knie gegen Ihre Hände, machen Sie einen langen Nacken und verharren Sie kurz in dieser Position. Spüren Sie die Spannung im Schulterbereich! Nehmen Sie dann wieder die Grundstellung ein und bringen Sie das linke Bein zum Oberkörper.

9. Aufrechter Sitz. Legen Sie Ihre rechte Hand auf die Innenseite des rechten Knies, Ihre linke Hand auf die Innenseite des linken Knies. Die Finger beider Hände zeigen nach unten. Drücken Sie jetzt mit beiden Händen nach außen, mit den Knien nach innen. Aktivieren Sie Ihre Bauch-, Gesäß- und Oberschenkelmuskulatur, ziehen Sie beide Schultern aktiv nach unten, machen Sie einen langen Nacken und verharren Sie kurz in dieser Position. Übung wiederholen.

10. Wie 9. Übung, nur die Hände auf die Außenseiten der Knie legen, sodass die Finger nach vorne zeigen. Drücken Sie jetzt mit den Händen nach innen und den Knien nach außen. Aktivieren Sie Ihre Bauch-, Gesäß- und Oberschenkelmuskulatur, ziehen Sie beide Schultern aktiv nach unten und verharren Sie kurz in dieser Position. Übung wiederholen.

Lachen wird immer häufiger als Therapiemittel (Lach-Yoga) eingesetzt und lässt sich üben. Seit über 50 Jahren gibt es sogar eine eigene Lachwissenschaft (Gelotologie), die bestätigt, dass Lachen Heilungsprozesse fördern und die allgemeine Befindlichkeit verbessern kann. Lachen Sie sich gesund!

Im Stehen und Sitzen

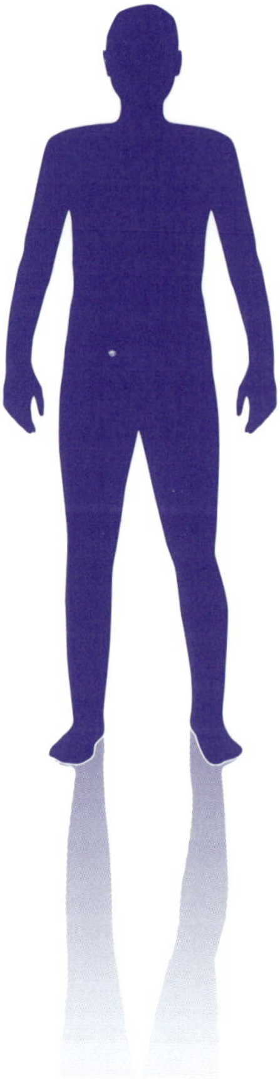

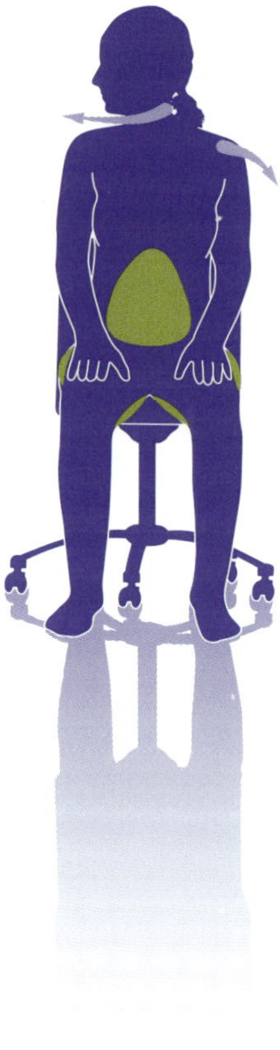

❶ Drehen Sie Ihren Kopf so weit wie möglich nach rechts, ziehen Sie dabei Ihre linke Schulter kräftig nach hinten-unten und verharren Sie ca. 3–5 sec in dieser Position. Drehen Sie dann Ihren Kopf langsam und so weit wie möglich nach links, ziehen Sie Ihre rechte Schulter hinunter und verharren Sie wieder ca. 3–5 sec in dieser Position.
Wenn möglich, Bauch-, Gesäß- und Oberschenkelmuskulatur aktivieren!

❷ Neigen Sie Ihren Kopf so weit wie möglich nach hinten und richten Sie Ihren Blick nach oben, sodass eine kräftige Dehnung im Hals zu spüren ist. Ziehen Sie nun beide Schultern aktiv nach unten, um diese Dehnung zu verstärken und verharren Sie in dieser Position ca. 3–5 sec. Neigen Sie dann Ihren Kopf langsam und so weit wie möglich nach vorne und schauen Sie dabei nach unten. Denken Sie daran, Ihre Schultern nach hinten-unten zu ziehen und verharren Sie in dieser Position ca. 3–5 sec. Spüren Sie nun die Spannung im Nacken. Um den Trainingseffekt zu erhöhen, aktivieren Sie Ihre Bauch-, Gesäß- und Oberschenkelmuskulatur!

Wird die Übung im Stehen ausgeführt, so empfehle ich, sich während dieser Übung sicherheitshalber mit einer

Hand irgendwo anzuhalten, sollte es zu Schwindelgefühlen kommen.

3. Neigen Sie Ihren Kopf zur rechten Seite (nicht drehen!) bzw. bringen Sie Ihr rechtes Ohr zur rechten Schulter. Ziehen Sie dabei Ihre linke Schulter nach unten und verharren Sie ca. 3–5 sec in dieser Position. Neigen Sie dann Ihren Kopf zur linken Seite, ziehen Sie die rechte Schulter hinunter und verharren Sie ca. 3–5 sec in dieser Position. Vergessen Sie nicht, an die Aktivierung Ihrer Bauch-, Gesäß- und Oberschenkelmuskulatur zu denken!

4. Geben Sie Ihre Hände in die Hüfte, sodass Ihre Daumen nach vorne, Ihre Finger nach hinten und zueinander schauen. Drücken Sie jetzt Ihre Schulterblätter langsam zusammen und bringen Sie Ihre Ellbogen nach hinten. Heben Sie Ihren Kopf an, machen Sie einen lange Nacken, aktivieren Sie Ihre Bauch-, Gesäß- und Oberschenkelmuskulatur und halten Sie in dieser Position kurz inne.

5. Kreisen Sie mit Ihren Schultern, von vorne nach hinten und von hinten nach vorne und aktivieren Sie dabei Ihre Bauch-, Gesäß- und Oberschenkelmuskulatur.

6. Legen Sie Ihre Hände übereinander auf den angespannten Bauch und drücken Sie dagegen. Aktivieren Sie Ihre Gesäß- und Oberschenkelmuskulatur, ziehen Sie Ihre Ellbogen dabei bewusst nach hinten, sodass eine Spannung in der Schultermuskulatur zu spüren ist, machen Sie einen langen Nacken und verharren Sie kurz in dieser Position. Haben Sie auch an die Atmung gedacht? Entspannen und wiederholen.

7. Umfassen Sie mit Ihrer rechten Hand den Ellbogen des linken Arms, der leicht angewinkelt auf dem Schoß liegt. Ihr linker Ellbogen zieht nun nach links außen und die rechte Hand zieht den linken Ellbogen nach rechts. Üben Sie kurz Druck-Gegendruck aus, ziehen Sie Ihre Schultern hinunter und aktivieren Sie Ihre Bauch-, Gesäß- und Oberschenkelmuskulatur. Armwechsel.

8. Halten Sie mit Ihrer rechten Hand den linken Oberarm (Oberarm von innen mit dem Zangengriff umfassen), drücken Sie diesen vom Körper weg, während der linke Oberarm dagegen drückt. Üben Sie wieder kurz Druck-Gegendruck aus und aktivieren Sie Ihre Bauch-, Gesäß- und Oberschenkelmuskulatur. Kurz entspannen und Übung wiederholen. Armwechsel.

9. Halten Sie mit Ihrer rechten Hand den linken Unterarm und drücken Sie diesen kräftig nach unten, während der linke Unterarm dagegen drückt. Üben Sie Druck-Gegendruck aus, ziehen Sie Ihre Schultern nach hinten-unten und aktivieren Sie Bauch-, Gesäß- und Oberschenkelmuskulatur. Kurz entspannen und wiederholen. Armwechsel.

10. Halten Sie mit Ihrer rechten Hand den linken Unterarm und ziehen Sie diesen kräftig nach oben, während der linke Unterarm dagegen drückt. Üben Sie Druck-Gegendruck aus, aktivieren Sie Ihre Bauch-, Gesäß- und Oberschenkelmuskulatur und ziehen Sie Ihre Schultern aktiv nach unten. Kurz entspannen und wiederholen. Armwechsel.

Haben Sie sich heute schon bewegt? Und auch schon gelacht?

Übrigens Kinder lachen 300–400-mal täglich, Erwachsene ca. 15-mal. Beim Lachen werden Endorphine, sprich körpereigene Morphine ausgeschüttet, wodurch sich die Muskulatur entspannt. Der O_2-Gehalt des Blutes steigt, das Immunsystem wird gekräftigt, Muskelverspannungen werden gelöst und die Leistungsfähigkeit des Atmungssystems wird verbessert. Schenken Sie doch ein „inneres Lächeln" und reduzieren Sie Stress! Vergessen Sie nicht, jedes Lächeln, dass Sie aussenden, kehrt zu Ihnen zurück (indische Weisheit).

Active TWONES – Aktiv und fit mit TWONE

Bei diesen TWONE-Übungen werden Sie ganz schön ins Schwitzen kommen. Und das nach nur ca. 10–15 min, denn so lange dauert diese kurze Trainingseinheit, bei der vor allem Arme und Beine gekräftigt und Ihre Ausdauer trainiert werden. Auch die Bauch- und Gesäßmuskulatur kommen hier keineswegs zu kurz! Ich empfehle daher, die **Active** TWONES mit Fitnessbekleidung und nicht im Business Outfit auszuüben. Außerdem sind sie nicht für das Büro, sondern für zuhause gedacht.

Legen Sie Ihre Lieblingsmusik auf und kommen Sie mit den **Active** TWONES so richtig in Schwung. Und wenn Sie Lust haben, dann powern Sie sich aus und machen die Active legs und Active arms gleich hintereinander.

Bei den Active legs sind zwar sowohl die Beine als auch die Arme aktiv, mit dem feinen Unterschied allerdings, dass bei dieser Trainingseinheit die Arme immer die gleichen Bewegungen ausführen, während die Beinbewegungen variieren. Bei den Active arms verhält es sich genau umgekehrt, es sind die Armbewegungen, die variieren. Es geht daher hier sowohl um Ausdauer als auch um Kräftigung, und das in einer Übung, also wieder „TWO in ONE“, TWONE!

Hier heißt es also aktiv zu sein und die Übungen mit Schwung und Power zu machen. „Three – two – one, TWONE“!

Active legs – Fitness für die Beine

Ausgangsposition

Hüftbreiter Stand und leicht in die Knie gehen; die Arme sind neben dem Körper, die Handgelenke leicht angewinkelt, sodass die Handflächen zum Boden schauen; die Finger liegen aneinander und zeigen nach vorne; Blick nach vorne richten; mit den Händen bzw. Armen kräftig nach unten pumpen.

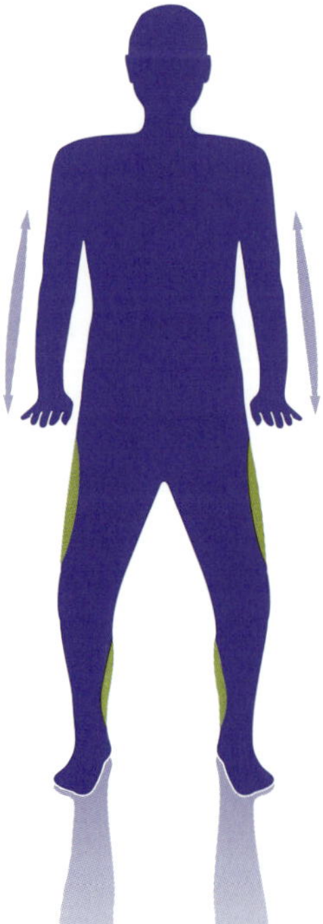

1. Mit den Füßen/Beinen wippen und mit den Händen/Armen kräftig nach unten pumpen.

Das ist die Basis-Bewegung und darauf sollte während des gesamten Active legs-Programmes Wert gelegt werden, um den besten Trainingseffekt zu erzielen.

2. Mit den Füßen/Beinen bei leicht abgehobenen Fersen (Zehenstand) wippen und mit den Händen kräftig nach unten pumpen. Gehen Sie dabei leicht in die Knie.

3. Wippen und pumpen und dabei mit beiden Beinen im Uhrzeigersinn eine Vierteldrehung (90°-Drehung) über rechts machen. Springen Sie von vorne eine Vierteldrehung nach rechts und machen Sie drei weitere Drehungen, bis Sie wieder in der Ausgangsposition angekommen sind. Wippen Sie während der Drehungen immer weiter und pumpen Sie kräftig mit den Händen.

4. Wippen und pumpen und dabei jeweils eine halbe Drehung (180°) über rechts nach hinten machen und über hinten nach vorne zur Ausgangsstellung zurückkommen.

5. Wippen und pumpen und dabei mit beiden Beinen in gegrätschter Stellung nach vorne springen (nachfedern) und wieder mit beiden Beinen gleichzeitig zurück springen (nachfedern).

6. Wippen und pumpen und sich dabei im „Seitgalopp" fortbewegen. „Seitgalopp" nach links und nach rechts.

7. Wippen und pumpen. Pumpen Sie kräftig mit den Händen nach unten, während Sie langsam in gegrätschter Stellung aus der aufrechten Position immer tiefer in die Knie gehen und langsam wieder hoch in die aufrechte Position zurückkommen. Vergessen Sie nicht das konstante Wippen der Beine!

8. In die Grätsche springen und mit den Beinen wippen; dann in den Stand springen (Beine schließen) und weiter wippen. Wieder in die Grätsche springen und weiter wippen und in den Stand springen. Pumpen Sie dazu immer kräftig mit den Händen!

9. Beine schließen und mit geschlossenen Beinen nach rechts und links springen und mit den Beinen nachwippen. Pumpen Sie dazu immer kräftig mit den Händen nach unten!

10. Rechtes Bein ist vorne, linkes Bein hinten (Grätschstellung), und in dieser Position mit den Beinen nachwippen. Beinwechsel (Sprung in den Beinwechsel), sodass das linke Bein vorne und das rechte Bein hinten ist, und mit den Beinen nachwippen. Pumpen Sie dazu kräftig mit den Händen nach unten!

11. Abwechselnd rechten bzw. linken Unterschenkel nach vorne kicken und mit den Beinen immer nachwippen. Pumpen Sie mit den Händen kräftig nach unten!

12. Rechtes im Knie angewinkeltes Bein nach oben anheben (so weit wie möglich) und damit Pumpbewegungen nach unten machen, ohne aber mit dem rechten Fuß den Boden zu berühren. Pumpen Sie dabei mit den Händen kräftig nach unten! Mehrmals wiederholen, dann Beinwechsel.

13. Abwechselnd rechtes bzw. linkes Bein gestreckt zur Seite nach oben bewegen und mit den Beinen mit- bzw. nachwippen. Mit den Händen kräftig nach unten pumpen!
Halten Sie 1 sec die Spannung im zur Seite gestreckten Bein und in den nach unten gestreckten Armen.

14. Leichte Grätsche und leicht in die Knie gehen; abwechselnd den rechten bzw. linken Unterschenkel nach hinten-oben kicken, sodass die Ferse zum Gesäß gebracht wird (anfersen). Mit den Händen kräftig weiter pumpen!

15. Beenden Sie die **Active legs** mit der 1. Übung, d.h. mit den Füßen/Beinen wippen und mit den Händen kräftig nach unten pumpen.
Zum Schluss langsam aus dem Wippen und Pumpen zur neutralen Ausgangsposition zurückkommen und kurz nachwirken lassen.

Worauf ist zu achten?

- **Mit den Händen/Armen immer kräftig im Takt nach unten pumpen!**
- **Mit den Füßen/Beinen als Basisübung immer wippen und zusätzlich die angegebenen Bewegungen ausführen!**
- **Schultern leicht nach hinten-unten ziehen!**
- **Achtung auf die richtige Atmung! Keine Pressatmung!**

ACTIVE ARMS – FITNESS FÜR DIE ARME

Ausgangsposition

Schulterbreiter Stand; Bauch-, Gesäß- und Oberschenkelmuskulatur aktivieren; mit den Beinen in die Knie gehen und wieder aufrichten, also „auf und nieder" gehen (im Rhythmus der Armbewegungen), und die Arme führen unterschiedliche Übungen aus.

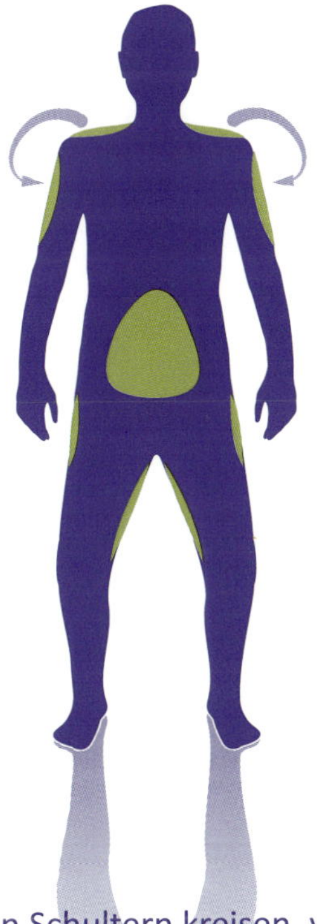

1. Mit den Schultern kreisen, von vorne nach hinten und von hinten nach vorne. Aktivieren Sie Ihre Bauch-, Gesäß- und Oberschenkelmuskulatur, gehen Sie (leicht) in die Knie und richten Sie sich dann wieder auf.

2. Schwingen Sie mit den gestreckten Armen gegengleich nach vorne bzw. zurück und ziehen Sie diese aktiv aus dem Schultergelenk heraus. Bauch-, Gesäß- und Oberschenkelmuskulatur aktivieren und mit den Beinen „auf und nieder" gehen wie in Übung 1.

3. Machen Sie mit den gestreckten Armen große Kreise – von vorne nach hinten und von hinten nach vorne. Aktivieren Sie Ihre Bauch-, Gesäß- und Oberschenkelmuskulatur und machen Sie die Beinbewegung wie oben.

4. Machen Sie Fäuste und abwechselnd mit dem rechten bzw. linken Arm Boxbewegungen nach vorne. Aktivieren Sie Ihre Bauch-, Gesäß- und Oberschenkelmuskulatur und gehen Sie dabei mit den Beinen rhythmisch in die Knie.

5. Machen Sie Fäuste und mit beiden Armen gleichzeitig Boxbewegungen nach vorne. Achten Sie auf Ihre Bauch-, Gesäß- und Oberschenkelmuskulatur und drücken Sie Ihre Schulterblätter beim Heranziehen der Arme zusammen, sodass sich Ihr Oberkörper öffnet. Beinbewegung siehe Übung 4.

6. Winkeln Sie Ihre Arme im Ellbogengelenk ab, sodass die Ellbogen nach außen zeigen. Aktivieren Sie Ihre Armmuskulatur und bringen Sie Ihre Unterarme von unten entlang der Körperseite zu Ihren Oberarmen bzw. Achseln. Ziehen Sie dabei Ihre Schultern hoch und drücken Sie Ihre Schulterblätter aktiv zusammen. Wandern Sie dann wieder mit den Händen entlang des Körpers hinunter und ziehen Ihre ausgestreckten Arme kräftig nach unten. Achten Sie auf die Spannung im Oberkörper und in den Armen, wenn Sie Ihre Hände/Arme wieder entlang des Körpers hochziehen. Beinbewegung siehe oben.

7. Bringen Sie Ihre gestreckten Arme nach oben über den Kopf und machen Sie Fäuste. Winkeln Sie Ihre Arme im Ellbogengelenk ab, ziehen Sie diese seitlich im leichten Bogen herunter und gehen Sie dabei in die Knie. Spannung in den Armen! Stellen Sie sich vor, Sie würden ein Gummiband in beiden Händen haben, das Sie auseinanderziehen wollen.

8. Bringen Sie Ihre gestreckten Arme nach vorne (aktiv aus dem Schultergelenk herausziehen) und machen Sie Scherenbewegungen (überkreuzen). Ziehen Sie dabei Ihre Arme aktiv aus dem Schultergelenk heraus! Beinbewegung siehe oben.

9. Bringen Sie Ihre gestreckten Arme nach hinten (Handflächen zeigen nach oben) und drücken Sie Ihre Schulterblätter aktiv zusammen. Machen Sie nun mit den Armen hinter Ihrem Rücken Scherenbewegungen (überkreuzen)! Beinbewegung siehe oben.

10. Bringen Sie Ihre gestreckten Arme zur Seite (Handrücken zeigen nach vorne) und winkeln Sie diese im Ellbogengelenk ab, sodass die Oberarme parallel zum Boden verlaufen und sich die Unterarme aus der horizontalen in die vertikale Position bewegen. Die Finger zeigen in der Vertikalstellung zum Boden. Aktivieren Sie Ihre Armmuskulatur und pendeln Sie mit den Unterarmen von unten nach oben in die Waagrechte. Achten Sie auf die Spannung in den Armen und ziehen Sie beim Hochklappen der Unterarme Ihre Schulterblätter zusammen! Beinbewegung siehe oben.

11. Bringen Sie Ihre gestreckten Arme zur Seite (Handflächen zeigen nach vorne) und machen Sie Fäuste. Die Unterarme bewegen sich nun aus der waagrechten Position (ausgestreckte Arme) *über* den Oberarmen zu den Schultern. Achten Sie auf die Spannung in den Armen und bringen Sie Ihre Schulterblätter zusammen, wenn Ihre Hände/Fäuste auf den Schultern liegen! Beinbewegung s. o.

12. Bringen Sie Ihre Arme zur Seite (Handflächen zeigen nach vorne) und winkeln Sie Ihre Arme an, sodass Ihre Unterarme (und Finger) nach oben zeigen. Klappen Sie nun beide Unterarme gleichzeitig (bis zu den Fingern gestreckt und gespannt) nach unten. Die Handflächen zeigen jetzt nach hinten und die Finger nach unten. Ihre Oberarme bleiben immer parallel zum Boden. Achten Sie auf die Spannung im Schulter-, Oberarm- und Oberkörperbereich! Gehen Sie in die Knie, wenn die Finger nach unten zeigen.

13. Bringen Sie Ihre gestreckten Arme nach vorne (Handflächen schauen zueinander) und winkeln Sie Ihre Arme im Ellbogengelenk ab, sodass die Oberarme parallel zum Boden verlaufen (Finger zeigen nach oben). Ziehen Sie dann beide Arme unter Beibehaltung des rechten Winkels zwischen Ober- und Unterarm gleichzeitig zur Seite und aktivieren Sie dabei Ihre Bauch-, Bein- und Gesäßmuskulatur. Drücken Sie in dieser Position Ihre Schulterblätter kräftig zusammen und halten Sie kurz die Spannung. Bewegen Sie dann die angewinkelten Arme bzw. Unterarme wieder nach vorne und gehen Sie mit den Beinen in die Knie, wenn die Arme vorne sind.

14. Rechte Hand in die rechte Hüfte und linken Arm gestreckt und mit Spannung nach oben bringen. Neigen Sie nun Ihren Oberkörper nach rechts und spüren Sie die Spannung entlang der linken Körperseite. Ziehen Sie den linken Arm kräftig aus dem Schultergelenk heraus, machen Sie kleine „Pumpbewegungen“ mit den Armen und gehen Sie dabei rhythmisch in die Knie. Seitenwechsel.

15. Bringen Sie nun – ähnlich wie in Übung 14 – beide Arme gleichzeitig und mit Spannung über den Kopf und neigen Sie Ihren Oberkörper nach rechts. Aktivieren Sie Ihre Bauch-, Bein- und Gesäßmuskulatur, machen Sie mit beiden Armen kleine „Pumpbewegungen“ zur rechten Seite und gehen Sie dabei rhythmisch in die Knie. Seitenwechsel und über links dehnen und pumpen.

Zum Schluss der **Active arms** empfehle ich Ihnen, noch für ca. 30–60 sec ausschließlich die Beinbewegungen auszuüben und dann zur neutralen Ausgangsposition zurückzukommen. – Gratulation, jetzt haben Sie ein ganz intensives TWONE-Kurzprogramm gemacht und dürfen sich über Ihre Fitness und Ausdauer freuen!

Bewegungs-programme für den Alltag

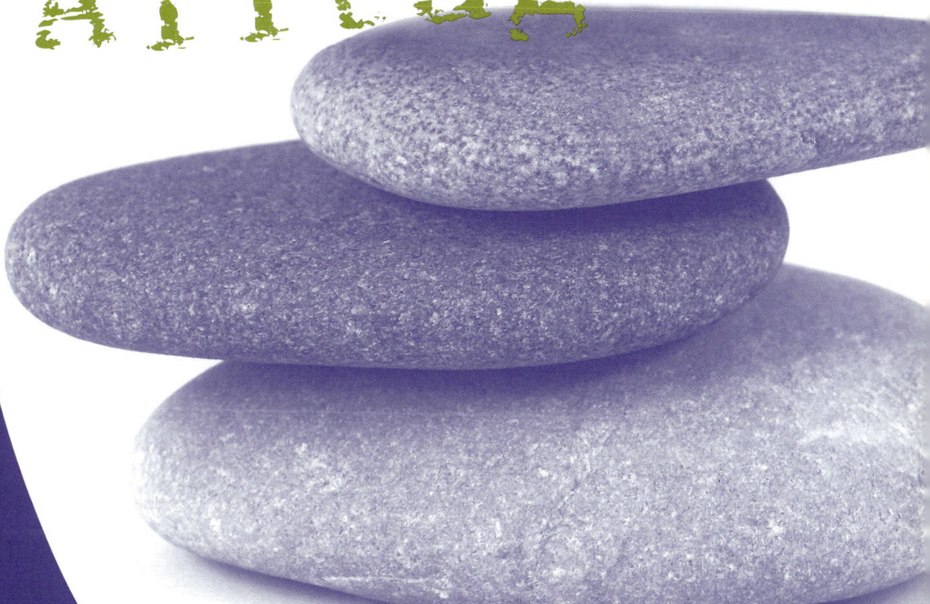

Liebe Freunde des TWONE-Trainings!

Sind Sie schon bewegungshungrig geworden und vor allem motiviert, sich im Alltag bewusst zu bewegen, also bewegt durch den Alltag zu gehen? Ich würde mich sehr freuen, wenn mir das gelungen ist und Sie sich bereits als „TWONER“ fühlen.

Wenn Sie noch Tipps und Ideen brauchen, wie Sie mit Hilfe der TWONE-Übungen bewegt durch den Alltag gehen können, dann habe ich für Sie noch drei mögliche Bewegungsprogramme zusammengestellt, mit denen Sie über den Tag verteilt auf ca. 20–30 min Bewegung kommen.

▶ **TAG 1**

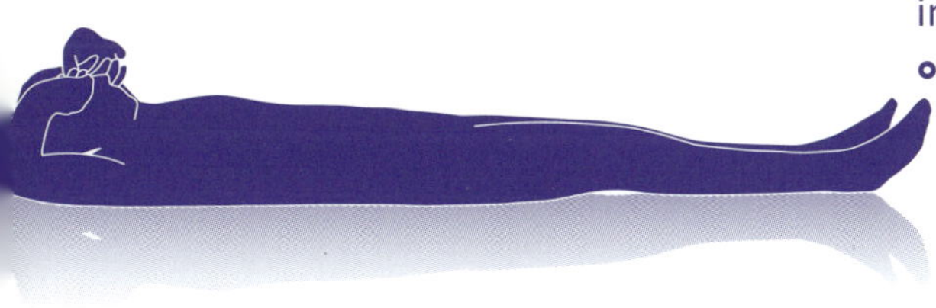

1. Sleeping TWONES
Machen Sie diese Übungen vor dem Aufstehen und gehen Sie bewegt in den Tag.

2. Waiting TWONES (z. B. beim Warten auf die Straßenbahn)

- Gehen Sie in den halben Zehenstand, aktivieren Sie Ihre Bauch-, Gesäß- und Oberschenkelmuskulatur und verharren Sie kurz in dieser Position. Sie können auch im halben Zehenstand leicht wippen. Entspannen und wiederholen.
- Schulterbreiter Stand, Gewicht auf den rechten Fuß verlagern. Gehen Sie nun in den (halben) Zehenstand und verlagern Sie langsam das Gewicht von rechts auf links. Kommen Sie dann wieder zur Mitte und verlagern Sie Ihr Gewicht auf beide Füße. Gehen Sie dann wieder in den (halben) Zehenstand und verlagern Sie Ihr Gewicht wieder auf den rechten Fuß. Wichtig dabei ist die Aktivierung der Bauch-, Gesäß- und Oberschenkelmuskulatur!

3. Waiting TWONES (z. B. beim Sitzen im Autobus)

- Aufrechter Sitz, beide Hände unter die Oberschenkel legen und auf die Handrücken setzen. Drücken Sie sich nun mit beiden Händen und gestreckten Armen aus dem Sitz heraus. Aktivieren Sie dabei Ihre Bauch-, Gesäß- und Oberschenkelmuskulatur, ziehen Sie Ihre Schultern nach hinten-unten, richten Sie Ihren Blick nach vorne und verharren Sie kurz in dieser Position. Locker lassen und wiederholen.
- Aufrechter Sitz. Legen Sie Ihre rechte Hand auf die Innenseite des rechten Knies, Ihre linke Hand auf die Innenseite des linken Knies. Die Finger beider Hände zeigen nach unten. Drücken Sie jetzt mit beiden Händen nach außen, mit den Knien nach innen. Aktivieren Sie Ihre Bauch-, Gesäß- und Oberschenkelmuskulatur, ziehen Sie beide Schultern aktiv nach unten, machen Sie einen langen Nacken und verharren Sie kurz in dieser Position.

4. Office TWONES (Montagsübungen)

5. 3 x 7 TWONES (Kräftigung von Armen und Schultern)
Diese Übungen sind wunderbar geeignet für zwischendurch, wenn Sie beispielsweise viel Zeit vor dem Computer verbringen müssen.

6. Die Denker (… wenn Sie über etwas nachdenken müssen …)

- Rechten Ellbogen auf dem Tisch aufstützen, rechte Hand (Handfläche) auf die rechte Schläfe legen und den Kopf etwas nach rechts geneigt gegen den Widerstand der rechten Hand zur rechten Seite drücken. Aktivieren Sie Ihre Bauch-, Gesäß- und Oberschenkelmuskulatur, ziehen Sie Ihre linke Schulter aktiv hinunter und verharren Sie ca. 3–5 sec in dieser Position. Lassen Sie nach der Anspannung kurz locker und wiederholen Sie diese Übung 5-mal. Die linke Hand kann währenddessen entspannt auf dem Tisch oder dem Oberschenkel liegen. Seitenwechsel.
- Legen Sie Ihre Hände (Handflächen) auf die Stirn und drücken Sie Ihre Stirn gegen einen Widerstand in die Hände. Aber bitte nicht zu fest drücken, sonst bekommen Sie vielleicht Kopfschmerzen! Auch bei dieser Übung an die Aktivierung der Bauch-, Gesäß- und Oberschenkelmuskulatur denken, die Schultern hinunter ziehen und ca. 3–5 sec in dieser Position verharren. Locker lassen und 5-mal wiederholen.

7. Die Fußnoten (z. B. beim Lesen oder Ordnen von Mails)

- Aufrechter Sitz vor dem Schreibtisch, Füße hüftbreit auseinander, Hände bzw. Unterarme liegen entspannt am Schreibtisch (auf der Tastatur oder auch auf den Oberschenkeln). Aktivieren Sie nun Ihre Bauch-, Gesäß- und Oberschenkelmuskulatur, ziehen Sie Ihre Schultern hinunter und gehen Sie mit beiden Füßen in den Zehenstand. Verharren Sie kurz im Zehenstand und versuchen Sie dabei die Bänder des Fußgelenks zu dehnen. 5-mal wiederholen.
- Wie obige Übung, nur jetzt abwechselnd mit dem rechten bzw. linken Fuß in den Zehenstand gehen, Bauch-, Gesäß- und Oberschenkelmuskulatur aktivieren und die Schultern hinunter ziehen. Mehrmals wiederholen.

8. Waiting TWONES (z. B. bei der Autobusfahrt – im Stehen)

- Neigen Sie Ihren Kopf zur rechten Seite (nicht drehen!) bzw. bringen Sie Ihr rechtes Ohr zur rechten Schulter. Ziehen Sie dabei Ihre linke Schulter nach unten und verharren Sie ca. 3–5 sec in dieser Position. Neigen Sie dann Ihren Kopf zur linken Seite, ziehen Sie die rechte Schulter hinunter und verharren Sie ca. 3–5 sec in dieser Position. Vergessen Sie nicht an die Aktivierung Ihrer Bauch-, Gesäß- und Oberschenkelmuskulatur zu denken!

- Kreisen Sie mit Ihren Schultern von vorne nach hinten und von hinten nach vorne und aktivieren Sie dabei Ihre Bauch-, Gesäß- und Oberschenkelmuskulatur.

9. TWONES **beim Fernsehen** (Und wie wär's mit „bewegtem Fernsehen"?)

- Geben Sie Ihre Hände in den Nacken, drücken Sie diesen kräftig gegen die Hände und mit den Händen dagegen. Bauch- und Gesäßmuskulatur aktivieren, in dieser Position ca. 3–5 sec verharren und wiederholen.
- Stellen Sie Ihre Beine auf, geben Sie Ihre Hände neben den Oberschenkeln auf die Sitzfläche und drücken Sie sich mit gestreckten Armen aus dem Sitz heraus. Bauch- und Gesäßmuskulatur aktivieren, Oberkörper etwas nach vorne neigen und ca. 3–5 sec in dieser Position verharren. Entspannen und wiederholen.
- Nehmen Sie eine aufrechte Sitzposition ein, stellen Sie beide Beine auf, heben Sie Ihr rechtes Bein (im Kniegelenk angewinkelt) leicht vom Boden an (wenige Zentimeter genügen), aktivieren Sie Ihre Bauch- und Gesäßmuskulatur, pressen Sie Ihre LWS in die Rückenlehne und verharren Sie ca. 3–5 sec in dieser Position. Stellen Sie Ihr rechtes Bein wieder auf und heben Sie nun Ihr linkes Bein an. Verharren Sie kurz in dieser Position und wieder holen Sie diese Übung.

10. Sleeping TWONES (in Rückenlage)

Hätten Sie gedacht, dass Sie an diesem Tag ein Fitness-Training von mindestens 20–30 min absolviert haben, und das einfach so nebenbei?
Gratulation, nur weiter so!

▶ TAG 2

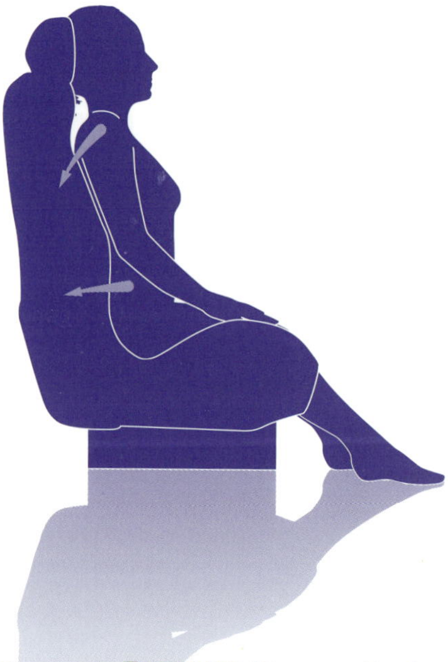

❶ **Energetic** TWONES (Starten Sie den Tag mit den **Energetic** TWONES, wenn ein schwieriges Gespräch mit dem Chef ansteht, Sie mentale Stärke brauchen oder sich schnell aktiv fühlen wollen.)

❷ **TWONES beim Autofahren** (z. B. wenn Sie ins Büro gefahren werden)

- Nehmen Sie eine aufrechte Sitzposition ein, drücken Sie Ihre Wirbelsäule (LWS) kräftig gegen die Rückenlehne, ziehen Sie Ihre Schultern runter, aktivieren Sie Ihre Bauch- und Gesäßmuskulatur und verharren Sie ca. 3–5 sec in dieser Position. Locker lassen und wiederholen.
- Stellen Sie Ihre Beine auf, lehnen Sie Ihren Rücken an, winkeln Sie Ihre Oberarme an (90°-Winkel zwischen Ober- und Unterarm) und pressen Sie diese kräftig gegen die Rückenlehne. Vergessen Sie nicht, Ihre Bauch- und Gesäßmuskulatur zu aktivieren, machen Sie einen langen Nacken und verharren Sie ca. 3–5 sec in dieser Position. Wiederholen.

❸ **Waiting** TWONES (z. B. beim Telefonieren)

- Aufrechter Sitz und Beine aufstellen. Drücken Sie Ihre Wirbelsäule gegen die Rückenlehne und heben Sie Ihr rechtes Bein vom Boden ab. Aktivieren Sie dabei Ihre Bauch- und Oberschenkelmuskulatur, drücken Sie Ihr linkes Bein aktiv in den Boden und verharren Sie ca. 3–5 sec in dieser Position. Wiederholen, dann Beinwechsel.
- Strecken Sie Ihre Beine aus und „paddeln“ Sie mit Ihren Beinen, d. h. machen Sie Auf- und Abwärtsbewegungen mit den Beinen. Vergessen Sie nicht, Ihre Bauch- und Beinmuskulatur zu aktivieren.

❹ **Office** TWONES (Dienstagsübungen)

❺ **Die Heber** (z. B. beim Lesen von Büchern, Mails, Newslettern etc.)

- Beine parallel aufgestellt, Hände unter die Mitte der Oberschenkel legen, Fingerspitzen schauen dabei zueinander und Ellbogen zeigen zur Seite. Jetzt bei aufrechtem Oberkörper hochdrücken und zusätzlich beide Füße vom Boden abheben. Aktivieren Sie Ihre Bauch- und Oberschenkelmuskulatur, strecken Sie Ihre Arme und bleiben Sie in dieser Position ca. 3–5 sec. Wichtig ist, in der angespannten Position einzuatmen, in der Ausgangsstellung auszuatmen. 5-mal wiederholen.
- Beine parallel aufgestellt, Hände unter die Oberschenkel geben und rechtes Bein heben und nach vorne ausstrecken, sodass dieses parallel zum Boden verläuft. Jetzt das gestreckte Bein noch ein wenig anheben, Bauch-, Bein-, Gesäß- und Oberarmmuskulatur aktivieren und die Schultern aktiv nach hinten-unten ziehen. Verharren Sie in dieser Position ca. 3–5 sec bevor Sie das Bein wieder senken. Übung 5-mal wiederholen, dann Beinwechsel.

6. Waiting TWONES (z. B beim Warten auf den Bus, mit dem Sie nach Hause fahren wollen.)

- Bringen Sie Ihre Arme nach hinten und verschränken Sie Ihre Hände hinter dem Rücken. Heben Sie nun Ihre gestreckten Arme leicht nach hinten-oben an, aktivieren Sie Ihre Bein-, Bauch- und Gesäßmuskulatur, ziehen Sie Ihre Schultern nach unten und pressen Sie Ihre Schulterblätter kräftig zusammen. Verharren Sie in dieser Position ca. 3–5 sec und wiederholen Sie diese Übung.
- Schulterbreiter Stand, Gewicht auf den rechten Fuß verlagern. Gehen Sie nun in den (halben) Zehenstand und verlagern Sie langsam das Gewicht von rechts auf links. Kommen Sie dann wieder zur Mitte und verlagern Sie Ihr Gewicht auf beide Füße. Gehen Sie dann wieder in den (halben) Zehenstand und verlagern Sie Ihr Gewicht wieder auf den rechten Fuß. Wichtig dabei ist die Aktivierung der Bauch-, Gesäß- und Oberschenkelmuskulatur!

7. Waiting TWONES (z. B. beim Sitzen im Bus, Zug etc.)

- Legen Sie Ihre Hände übereinander auf den angespannten Bauch und drücken Sie dagegen. Aktivieren Sie auch Ihre Gesäß- und Oberschenkelmuskulatur, ziehen Sie Ihre Ellbogen dabei bewusst nach hinten, sodass eine Spannung in der Schultermuskulatur zu spüren ist, machen Sie einen langen Nacken und verharren Sie kurz in dieser Position.

Haben Sie auch an die Atmung gedacht? Entspannen und wiederholen.

- Umfassen Sie mit Ihrer rechten Hand den Ellbogen des linken Arms, der leicht angewinkelt auf dem Schoß liegt.
  Ihr linker Ellbogen zieht nun nach links außen und die rechte Hand zieht den linken Ellbogen nach rechts. Üben Sie kurz Druck-Gegendruck aus, ziehen Sie Ihre Schultern hinunter und aktivieren Sie Ihre Bauch-, Gesäß- und Oberschenkelmuskulatur. Armwechsel.

8. **Active TWONES** (Sie brauchen noch etwas Bewegung und wollen noch kurz ins Schwitzen kommen, dann machen Sie doch die Active legs.)

9. **3 x 7 TWONES** (z. B. beim Zähneputzen)

- Linkes, gestrecktes Bein (bis zur Zehe gestreckt) seitlich etwa 40–50 cm vom Boden anheben, die linke Hand liegt auf dem linken Oberschenkel. Das linke Bein sollte während der Übungsfolge nicht den Boden berühren und der Oberkörper sollte aufrecht und nicht nach rechts geneigt sein.
- Rechtes, gestrecktes Bein nach vorne anheben und den Oberkörper leicht nach vorne neigen. Aktivieren Sie Ihre Bauch- und Oberschenkelmuskulatur und verharren Sie entweder kurz in dieser Position oder heben Sie das Bein noch etwas mehr an und senken es wieder, ohne aber den Boden zu berühren. Beinwechsel.

10. Sleeping TWONES (in Seitenlage)

Haben Sie eigentlich auch untertags daran gedacht, die Going TWONE-Technik anzuwenden und sind aktiviert mit TWONE zum Bus oder Zug gegangen oder/und sind Sie die Wege in der Arbeit/im Büro TWONE-mäßig gegangen? Wäre wirklich schade, wenn Sie nicht oder zu wenig daran gedacht haben!

▶ **TAG 3 (FREIER TAG)**

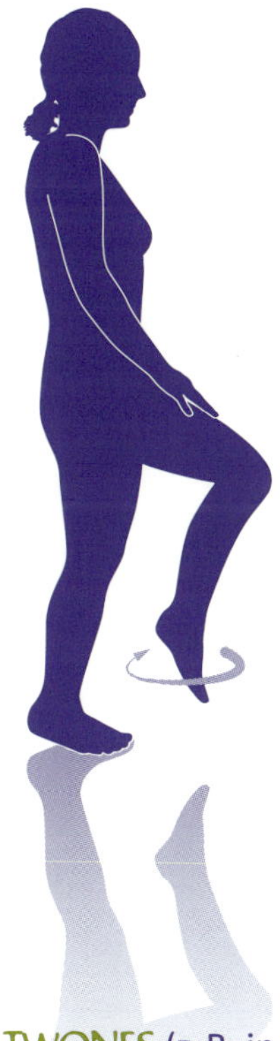

1. Sleeping TWONES (z. B. in Bauchlage)
Langsames Erwachen in Bauchlage.

2. Energetic TWONES (Energieübungen vor dem Frühstück.)

3. 3 x 7 TWONES (z. B. beim Warten an der Kassa im Supermarkt)

- Rechtes Bein im Kniegelenk leicht angewinkelt anheben. In dieser Position verharren und mit dem rechten Fuß kreisen. Die rechte Hand liegt am rechten Oberschenkel, der linke Arm befindet sich neben dem Oberkörper. 7-mal im und 7-mal gegen den Uhrzeigersinn kreisen. Beinwechsel.
- Rechtes Bein im Kniegelenk anwinkeln und mit dem rechten, angewinkelten Bein (Zehen gestreckt) nach hinten wandern, ohne dabei den rechten Winkel zwischen Ober- und Unterschenkel aufzugeben. Gesäß- und Bauchmuskulatur anspannen. 7-mal wiederholen, dann Beinwechsel.

4. Waiting TWONES (z. B. beim Kochen, Bügeln etc.)

- Gehen Sie in den halben Zehenstand, aktivieren Sie Ihre Bauch-, Gesäß- und Oberschenkelmuskulatur und verharren Sie kurz in dieser Position. Sie können auch im halben Zehenstand leicht wippen. Entspannen und wiederholen.
- Gehen Sie langsam in den Zehenstand hoch und „rollen" dann langsam wieder aus dem Zehenstand nach unten. Bauch-, Gesäß- und Oberschenkelmuskulatur aktivieren.

5. TWONES beim Autofahren (z. B. auf der Fahrt zum Museum/Kino/Theater, zu Verwandten/Freunden etc.)

- Nehmen Sie eine aufrechte Sitzposition ein, drücken Sie den Kopf gegen die Kopfstütze und verharren Sie ca. 3–5 sec in dieser Position. Locker lassen und Übung wiederholen. Zur Aktivierung der Nackenmuskulatur. Zusätzlich kann auch die Bauch- und Gesäßmuskulatur angespannt werden, um den Trainingseffekt zu erhöhen.

- Stellen Sie Ihre Beine auf, lehnen Sie Ihren Rücken an, winkeln Sie Ihre Oberarme an (90°-Winkel zwischen Ober- und Unterarm) und pressen Sie diese kräftig gegen die Rückenlehne. Vergessen Sie nicht, Ihre Bauch- und Gesäßmuskulatur zu aktivieren, machen Sie einen langen Nacken und verharren Sie ca. 3–5 sec in dieser Position. Wiederholen.

6. Waiting TWONES (z. B. im Museum, im Kino oder einfach zwischendurch)

- Halten Sie mit Ihrer rechten Hand den linken Oberarm (Oberarm von innen mit dem Zangengriff umfassen), drücken Sie diesen vom Körper weg, während der linke Oberarm dagegen drückt. Üben Sie wieder kurz Druck-Gegendruck aus und aktivieren Sie Ihre Bauch-, Gesäß- und Oberschenkelmuskulatur. Kurz entspannen und Übung wiederholen. Armwechsel.
- Halten Sie mit Ihrer rechten Hand den linken Unterarm und drücken Sie diesen kräftig nach unten, während der linke Unterarm dagegen drückt. Üben Sie Druck-Gegendruck aus, ziehen Sie Ihre Schultern nach hinten-unten und aktivieren Sie Bauch-, Gesäß- und Oberschenkelmuskulatur. Kurz entspannen und wiederholen. Armwechsel.

7. Waiting TWONES (z. B. beim Warten im Restaurant auf das Essen)

- Stützen Sie sich mit beiden Unterarmen leicht am Tischrand auf und gehen Sie einige Zentimeter mit den Füßen über den Boden. Vergessen Sie nicht die Aktivierung von Bauch-, Gesäß- und Oberschenkelmuskulatur!
- Aufrechter Sitz und Beine aufstellen. Drücken Sie Ihre Wirbelsäule gegen die Rückenlehne und aktivieren Sie Ihre Bauch-, Gesäß- und Oberschenkelmuskulatur. Geben Sie zur Verstärkung dieser Übung beide Hände auf die Armlehnen (wenn vorhanden) und drücken Sie dagegen, um die Wirbelsäule noch kräftiger gegen die Rückenlehne pressen zu können.

8. Waiting TWONES (z. B. beim Lesen)

- Strecken Sie Ihre Beine aus und „paddeln“ Sie mit Ihren Beinen, d. h. machen Sie Auf- und Abwärtsbewegungen mit den Beinen. Vergessen Sie nicht, Ihre Bauch- und Beinmuskulatur zu aktivieren.

- Aufrechter Sitz, Beine ausstrecken und leicht anheben. Überkreuzen Sie Ihre Beine, sodass das rechte Bein über dem linken Bein liegt. Das rechte obere Bein drückt nun kräftig gegen das linke untere Bein. Verharren Sie kurz in dieser Position und denken Sie an die Atmung. Grundstellung einnehmen, Übung wiederholen, dann Fußwechsel. Und vergessen Sie nicht, die Bauch-, Gesäß- und Oberschenkelmuskulatur zu aktivieren!

9. **Active** TWONES (Sie wollen noch so richtig ins Schwitzen kommen? – Dann machen Sie die Active arms und Active legs!)

10. **Sleeping** TWONES (in Seiten- und Bauchlage)

Sind Sie überrascht, wie einfach und unkompliziert sich Bewegung in den Alltag integrieren lassen kann? Im Handumdrehen haben Sie auch einige Kalorien verbrannt! Bleiben Sie immer in Bewegung! Wer rastet, der rostet!

Bewegungsmangel ist ein Phänomen unserer Zeit und wirkt sich ungünstig auf den Körper und die Psyche aus. Wenn Sie jedoch lange in Bewegung bleiben, werden Sie auch im hohen Alter noch Ihre Leistungsfähigkeit und Selbstständigkeit erhalten können – auch wenn es mit den Jahren allmählich beschwerlicher wird. Bewegung lohnt sich auf jeden Fall!

Worte zum Training

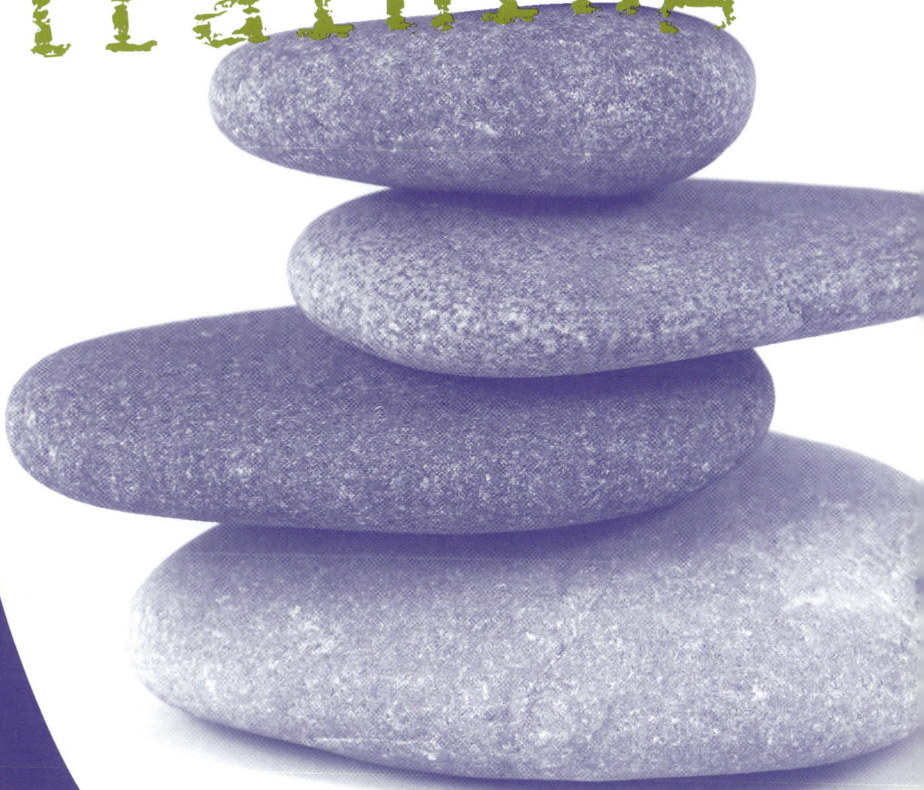

Sind Sie schon süchtig nach Bewegung, süchtig nach den TWONE-Übungen? Dann gratuliere ich Ihnen ganz herzlich dazu! Sie haben es geschafft, die TWONE-Übungen wie das tägliche Zähneputzen oder das tägliche Ankleiden am Morgen in Ihren Alltag einzubauen und fühlen sich sicherlich rundum wohl, aktiver und vor allem auch gesünder. Hat jemand Ihre TWONE-Trainingseinheiten bemerkt oder haben Sie die TWONE-Übungen bereits weiter empfohlen und somit auch Ihre Umgebung „beweglicher" gemacht?

Zugegeben, mein Mann hat lange nicht gemerkt, dass ich in seiner Anwesenheit, für ihn allerdings unsichtbar, ein kleines Work-out namens TWONE mache. So weit so gut. Irgendwann mal, als ich mich offensichtlich zu sehr auf meine Bauch- und Gesäßmuskulatur konzentrierte und seinen Ausführungen nicht 100%ig folgen konnte, lüftete ich mein Geheimnis und klärte ihn über mein TWONE-Training auf. Er nahm dies mit Interesse zur Kenntnis, freute sich mit mir über meine persönlichen Erfolge und wechselte das Thema.
Wenige Wochen später, während unseres Skiurlaubs erlebte ich folgende amüsante Geschichte, die mir gezeigt hat, dass sein Interesse an meinen Übungen größer ist als ich dachte: Nach einem anstrengenden Tag auf der Skipiste suchten mein Mann und ich die Sauna- und Wellnesslandschaft unseres Hotels auf, die am späteren Nachmittag immer sehr stark frequentiert war. Wir lagen entspannt, jedoch etwas ermattet im wunderschönen Ruheraum, in dem 15 Liegen bzw. Wasserbetten aufgestellt und auch besetzt waren. Ich konzentrierte mich auf mein Buch, als plötzlich mein lieber Mann leise Schlaflaute von sich gab. Diese Schlaflaute wurden jedoch immer lauter und entwickelten sich zu richtigen Schnarchlauten, was ich natürlich aufgrund der anwesenden, ruhebedürftigen Damen und Herren möglichst rasch abstellen wollte. Leichtes Anstupsen bzw. Ansprechen war leider zu wenig und brachte nicht den gewünschten Erfolg. Also musste ich ihn etwas kräftiger rütteln, worauf mein Mann empört erwiderte: „Stör' mich nicht, ich mach' gerade die Sleeping TWONES!" Über diese Antwort war ich natürlich total überrascht, sodass ich ein schallendes Lachen nicht verhindern konnte, durch das sich nicht nur mein Mann, sondern auch einige Wellness-Besucher anstecken ließen.
Auch wenn ich diese spezielle TWONE-Übung meines Mannes nicht kannte, so freute es mich sehr, dass dieses Training

bei ihm in einer gewissen Art und Weise doch aufgenommen wurde. TWONE-Training im Schlaf!?! Leider hat er mir diese TWONE-Übung bis heute nicht gezeigt und es gelingt mir auch nicht, sie genauso wie er nachzumachen. Sie ist eben, wie mein Mann immer wiederholt „sehr speziell".

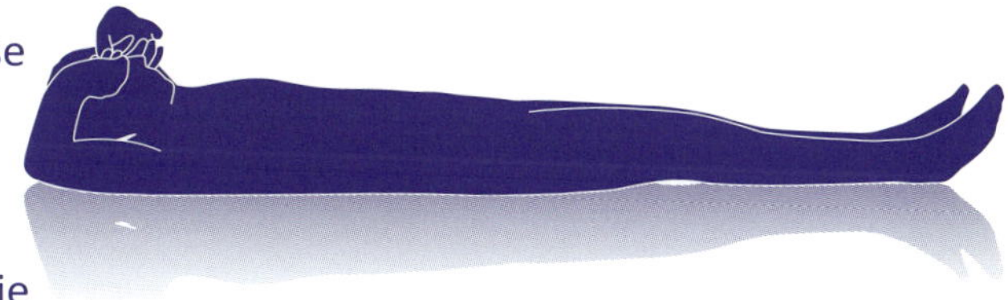

Ich würde mich daher sehr freuen, wenn auch Ihnen neue TWONE-Übungen einfallen. Seien Sie kreativ und spielen Sie mit der Bewegungsmöglichkeit Ihres Körpers. Schreiben Sie mir, welche Erfahrungen Sie damit gemacht haben und erzählen Sie anderen über TWONE, im Interesse der Gesundheit, im Interesse unserer Gesellschaft! Bringen Sie Bewegung in Ihren Körper, bringen Sie Bewegung in den Alltag, Bewegung in die Gesellschaft!

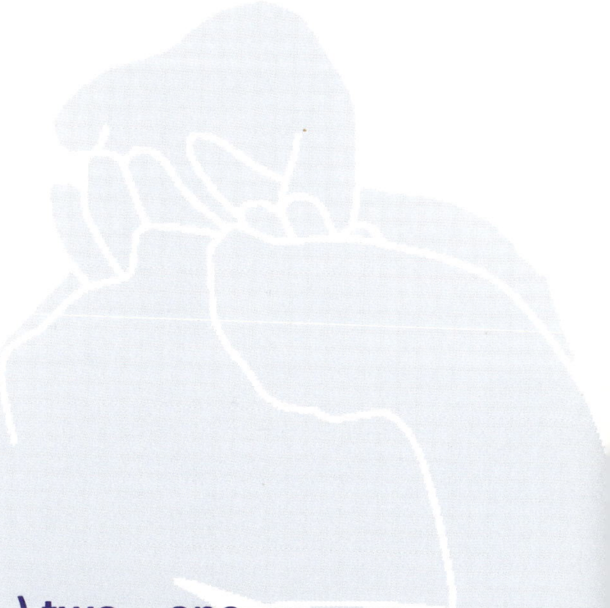

Email: susanne.altmann@gmx.at

Alles ist möglich... (three –) two – one,

TWONE!

Literaturverweise

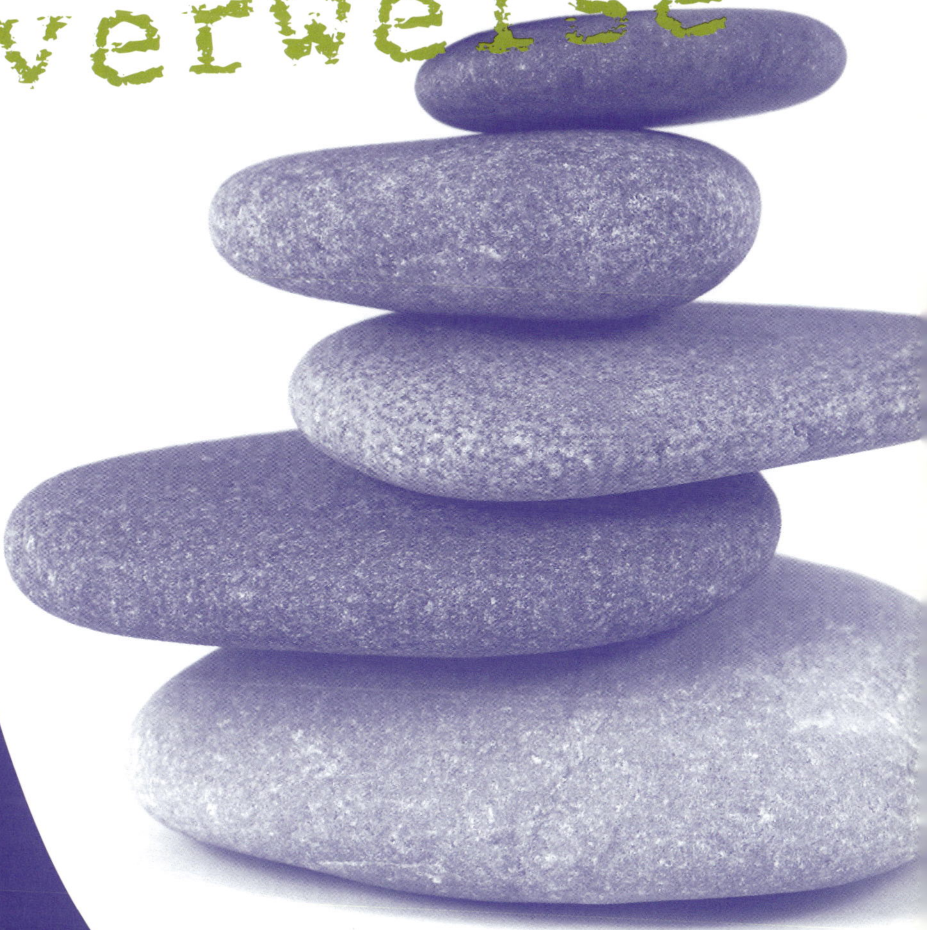

B

Beigel Dorothea (2010):
Beweg dich, Schule! Eine „Prise Bewegung“ im täglichen Unterricht der Klassen 1 bis 10. Verlag Modernes Lernen, Dortmund

Blech Jörg (2007):
Bewegung – Die Kraft, die Krankheiten besiegt und das Leben verlängert. S. Fischer Verlag, Frankfurt

Bloss Christopher (2011):
Die besten Leibesübungen aller Zeiten. Anaconda Verlag, Köln

Bonder Andrea (2005):
Fit ohne Stress. Aktiv und gesund. Sofortprogramm für Lazy Bones. Compact Verlag, München

Braumann Klaus-Michael (2006):
Die Heilkraft der Bewegung. Mit Bewegungstherapie Krankheiten erfolgreich behandeln: Wie körperliche Aktivität unsere Gesundheit stärkt und hilft, Krankheiten zu besiegen. Irisiana Verlag, München

Brehm Walter et al. (2011).
Fit & gesund. Ein Allround-Gesundheitssportprogramm für die Halle. Meyer & Meyer Verlag, München

G

Gerards Heinz-Wille, **Bischops** Klaus (2007):
Fit zu sein bedarf es wenig. 21 Trainingseinheiten und Übungsformen für Kinder, Jugendliche, Erwachsene und Senioren. Pohl-Verlag, Celle

Großegger Beate (2010):
Zu viel Gesundheit ist auch nicht gesund, weil da geht mir etwas ab. Jugendliche als Zielgruppe der Gesundheitsförderung. In: Hackauf; Ohlbrecht (2010): Jugend und Gesundheit. Ein Forschungsüberblick. Juventa Verlag, Weinheim und München

H

Höfler Heike (2010):
Stressfrei in 10 Minuten. Ruhepausen und Energie-Kicks. 12 Übungsprogramme für Ihr Wohlbefinden. Humboldt Verlag, Hannover

Höfler Heike (2000):
Vitalgymnastik. 10 Minuten für Schönheit und Gesundheit. Pohl-Verlag, Celle

Hollmann Wildor, **Strüder** Heiko K. (2009):
Grundlagen von körperlicher Aktivität, Training und Prävention. Schattauer Verlag, Stuttgart

K

Kottmann Lutz (2008):
Bewegungsfreudige Schule. Schulentwicklung bewegt gestalten – Grundlagen, Anregungen, Hilfen. Verlag Bertelsmann Stiftung, Gütersloh

L

Lafay Olivier (2010):
Krafttraining für zu Hause. 110 Übungen ohne Geräte. Arkana Verlag, Göttingen

Lichtblau Bruno (2009):
Bürobics. 100 unauffällige Übungen für Fitness, Konzentration und Entspannung. Das Sofortprogramm gegen Bürostress. Trias Verlag, Stuttgart

M

Mertes Andreas (2006):
Fitnesstraining perfekt. Aktiv und gesund. Die 50 häufigsten Fehler vermeiden. Compact Verlag, München

Mommert-Jauch Petra (2010):
Fit im Kopf durch Bewegung. Das Kurzprogramm für jeden Tag! Blv Buchverlag, München

N

Naunheim Peter (1995):
Aktiv-Kartei. Fitneß-Training ohne Trott. 700 Übungen für den dauerhaften Trainings-Spaß in Gruppen oder einzeln, mit oder ohne Geräte, drinnen oder draußen. Verlag an der Ruhr

O

Oppolzer Ursula (2010):
Bewegte Schüler lernen leichter: Ein Bewegungskonzept für die Primarstufe, Sekundarstufe 1 und 2. Verlag Modernes Lernen, Dortmund

Ostertag Sonja (2010):
Einfach besser bewegen. Fit in 10 Minuten: Kurzprogramme für Rücken, Muskeln, Gelenke. Südwest-Verlag, München

R

Ratey John et al. (2009):
Superfaktor Bewegung. Vak Verlag, Kirchzarten

Regensburger Projektgruppe (2001):
Bewegte Schule – Anspruch und Wirklichkeit. Grundlagen, Untersuchungen, Empfehlungen. Verlag Hofmann, Schorndorf

Reese Mark, Kirschner Thomas (2002):
Magic Moves. Das Geheimnis der natürlichen Beweglichkeit. Mobiwell Verlag, Friedberg

S

Samitz Günther (2011):
Bewegung & Public Health. In: doktor in wien. Mitteilungen der Ärztekammer für Wien, 12/2011

Schmidt Mia (2007):
Jungbrunnen Fitness. Bewegungsanregungen für die ältere Generation zu Hause und im Verein. Pohl-Verlag, Celle

Schumacher Conny (2008):
Fit im Büro. Für schnelle Konzentration, neue Energie, sofortige Entspannung. Das Business-erprobte Programm ‚Schlips und Pumps'. Nymphenburger Verlag, München

Schuhmayer Renate (2008):
Bürogymnastik für jeden Tag. Fit in 5 Minuten. Frisch und gestärkt in kurzer Zeit. Compact Verlag, München

Schwarzer Ralf (2004):
Psychologie des Gesundheitsverhaltens. Hogrefe Verlag, Göttingen

T

Thiel Ansgar (Hg.) et al. (2009):
Die „Bewegte Schule" auf dem Weg in die Praxis. Theoretische und empirische Analysen einer pädagogischen Innovation. Schneider Verlag, Hohengehren

V

Vopel Klaus W. (2001):
Powerpausen. Leichter Lernen durch Bewegung. Iskopress, Salzhausen

W

Wollny Rainer (2009):
Bewegungswissenschaft. Ein Lehrbuch in 12 Lektionen. Meyer & Meyer Verlag, Aachen

Z

Zopfi Stephan (2010):
Bewegte Schule! Spiele und Übungen für die 1./2. Klasse: Bewegung, Entspannung und Konzentration in den Unterricht integrieren. Auer GmbH, Donauwörth

Zwick Hartmut (2006):
Bewegung als Therapie. Gezielte Schritte zum Wohlbefinden. Springer Verlag, Wien

Interessante Websites

- Bundesministerium für Unterricht, Kunst und Kultur (2012):
  Bewegung & Sport in den Schulen Österreichs. In: Bewegung & Sport
  www.bewegung.ac.at

- Bundesministerium für Gesundheit (2011):
  So wirkt Bewegung auf den Körper. In: Öffentliches Gesundheitsportal Österreichs
  https://www.gesundheit.gv.at/Portal.Node/ghp/public/content/SowirktBewegungaufdenKoerper.html

- Bundesministerium für Gesundheit und Österreichischem Jugendrotkreuz (2011):
  Mehr Bewegung in der Schule. In: GIVE – Servicestelle für Gesundheitsbildung
  http://give.or.at/fileadmin/template01/download/download_infoseiten/Info_MehrBewegung2011.pdf

- Kurt Moosburger (2011): Fettverbrennung im Sport: Mythos und Wahrheit. In: Institut für Bewegung & Gesundheit
  http://www.personal-fitness.at/fit/cms.nsf/open/59384891EADE24BEC1256D480066AD57

- Körperfettanteil berechnen (2011)
  http://jumk.de/bmi/koerperfett.php

- Spiegel online (2007):
  Heilung durch Aktivität. Das Wundermittel namens Bewegung. In: Spiegel online Wissenschaft
  http://www.spiegel.de/wissenschaft/mensch/0,1518,507829,00.html

Stichwort-verzeichnis

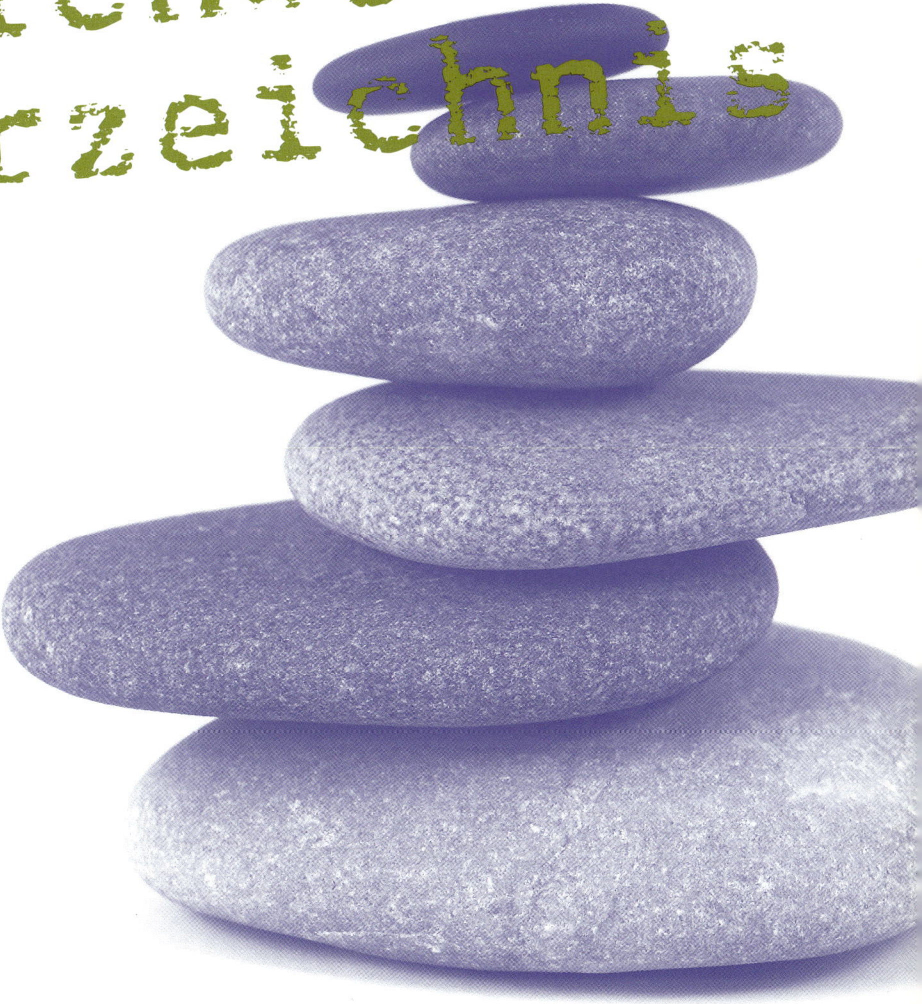